医学从众录

中医启蒙经典·名家校注南雅堂陈修园医书

陈修园
著

林　颖
点校

俞长荣
审阅

海峡出版发行集团
THE STRAITS PUBLISHING & DISTRIBUTING GROUP
福建科学技术出版社
FUJIAN SCIENCE & TECHNOLOGY PUBLISHING HOUSE

图书在版编目（CIP）数据

医学从众录 /（清）陈修园著；林颖点校. —福州：福建科学技术出版社，2019. 10
（中医启蒙经典·名家校注南雅堂陈修园医书）
ISBN 978-7-5335-5854-3

Ⅰ. ①医… Ⅱ. ①陈… ②林… Ⅲ. ①中医内科学－中国－清代 Ⅳ. ①R25

中国版本图书馆CIP数据核字（2019）第063997号

书　　名	医学从众录 中医启蒙经典·名家校注南雅堂陈修园医书
著　　者	陈修园
点　　校	林颖
审　　阅	俞长荣
出版发行	福建科学技术出版社
社　　址	福州市东水路76号（邮编350001）
网　　址	www.fjstp.com
经　　销	福建新华发行（集团）有限责任公司
印　　刷	福州德安彩色印刷有限公司
开　　本	700毫米×1000毫米　1/16
印　　张	10
字　　数	133千字
版　　次	2019年10月第1版
印　　次	2019年10月第1次印刷
书　　号	ISBN 978-7-5335-5854-3
定　　价	28.00元

编者的话

陈修园（1753—1823），福建古代名医之一，其善于继承整理古典医籍，功力深厚，涉猎广泛，博采众长，学术上医文并重，法古而不泥古，继承创新并举。他注疏经典，启迪后人，是一位中医科普大家和卓越的教育家。

此套16种陈修园医书（原丛书名为“新校注陈修园医书”）自20世纪80年代由我社出版以来，深受广大中医爱好者和海内外中医界同仁的喜爱，同人脍炙，梨枣再易，总印数达50多万册，并先后荣获首届全国优秀医史文献图书暨中医药工具书银奖、全国首届古籍整理图书三等奖等多项省部级与国家级奖项。为了更好地阐发其学术价值，增强可读性，此次按现行编辑规范全面重新审读和梳理，定名为“中医启蒙经典·名家校注南雅堂陈修园医书”。

与其他陈修园医学丛书不同的是，本套丛书校注者不乏闽派著名临床医家、医史学家、我国首批500名老中医专家，他们中有原福建中医学院院长俞长荣、享医史界“南俞北马”之誉的“南俞”俞慎初教授、五世医家的林庆祥中医师。其次，此套丛书校注既遵从医古文规范精妙到位，又贴合临床，从临床角度多有发挥，更切实用性与启发性。为了凸显本套丛书的校注特色，我们基本还原和保留了校注者的校注原貌。

值此丛书问世之际，我们深切怀念“新校注陈修园医书”的倡导者、组织者、策划者——我国已故著名中医学家、医史大家俞慎初教授。此次，由俞慎初之女、“新校注陈修园医书”原责任编辑、我社原副社长副总编辑俞鼎芬编审组织联系，我们再次探访了几位校注者。在重新整理此丛书的过程中，我们深为老一辈中医药专家对中医事业的认真执着、无私奉献和不懈追求的精神所感动。他们的精神永远铭刻在我们心中，并激励着后人求索奋进。

由于原版书校注年代久远，经过多方努力，仍无法与所有校注者一一取得联系，望校注者或其亲属看到此套丛书后尽快与我社联系，我们将按有关规定寄赠样书并付稿酬。

再次感谢为此套丛书出版倾注大量心血的前辈们！

编者

2019年5月

新校注陈修园医书

前言

陈修园（1753—1823），名念祖，福建长乐人。他学识渊博，医理精湛，不仅是一位富有创见的医学理论家和医术超群的临床家，同时也是一位杰出的中医科普作家。

陈氏热爱祖国医学，以继承、发扬这一宝贵的民族文化遗产为己任，孜孜不倦地为之奋斗终身。他对古典医籍的钻研，功力深厚，涉猎广泛，并博取众长，结合个人实践体会，写出许多著作，因而自成一家。特别可贵的是，他不鄙薄貌似浅易的中医普及工作，数十年如一日，本着“深入浅出，返博为约”的精神，采用通俗易懂的文字，阐释古奥艰深的中医学理，为后学者开启了升堂入室的方便之门。

陈氏著作颇多，业经肯定的有《神农本草经读》《时方歌括》《时方妙用》《医学三字经》《医学实在易》《医学从众录》《伤寒论浅注》《金匮要略浅注》《伤寒真方歌括》《金匮方歌括》《长沙方歌括》《景岳新方八阵砭》《灵素集注节要》《女科要旨》《十药神书注解》《伤寒医诀串解》等十六种，包括了从基础到临床，从入门、普及到提高等方面的内容，体现了陈氏的理论、心法和经验。其文字质朴洗炼，畅达优美，歌诀音韵，脍炙人口；其内容深入浅出，切于实用。有人称道他的文章是“连篇累牍而不繁，寥寥数语而不漏”。他的著作，一百多年来流传广泛、影响深远，成为中医自学与教学的重要书籍。

因此，搜集、整理陈氏的医学论著，并加以发扬光大，是中医学术界一项责无旁贷的任务。为此，我们选择了陈修园著作的适当版本，进行了校勘、注释和标点断句，并由福建科学技术出版社分册出版。

祖国医学在漫长的历史发展过程中，虽然几经摧残，但仍人才辈出，代有名家，经验日益丰富，理论不断发展。此中道理，值得探讨。我们希望通过陈修园著作的校注出版，有助于更好地，全面、系统、深入地研究陈氏的学术成就和学术思想；有助于探索中医名家的成长道路，摸索中医人才的培养规律；同时，也给中医临床、教学、授徒与自学提供一份宝贵的参考资料。

然而，由于时代的局限和遵古太甚，陈氏对于祖国医药学的发展，难免认识不足，对持不同学术观点医家的批评，未免失之过激，这是学习、研究陈修园学术思想时应该注意的问题。

中华全国中医学会福建分会
“新校注陈修园医书”校注组
1981年8月

点校说明

一、本书以上海锦章书局印行的《南雅堂医书全集》为底本，并参考商务印书馆和上海科学技术出版社1958年出版的《医学从众录》《黄帝内经·素问》《灵枢经》《伤寒论》《金匮要略》各书，进行点校。

二、本书卷次、篇章均依原书排列。繁体字竖排改为简化字横排。底本中的双行小字，今统一改为单行小字。排式变更造成的文字含义变化予径改，并采用现代标点。

三、底本目录与正文有出入时，依据其正文予以调整，力求目录与正文标题一致，不另加注。

四、凡底本无误，校本有误的，不改不注。底本引文虽有化裁，但文理通顺又不失原意者，不改不注。凡底本有明显错误者，予径改，不出注。疑底本脱漏或衍文者，酌情出注说明。

五、底本中某些异体字、通假字、古今字，或改为简化字，或保留底本原字并酌情出注。

六、底本中某些中药名和中医专业术语具有时代特色，故中药名和中医专业术语与今通行名不同者，为保留古书原貌和时代特色，不作修改。

七、底本中疑难字句、冷僻字、难以理解的典故及重要特殊术语等，酌情简要出注。凡校注之文，仅在首次出现时予以注释说明，再次出现从略。

八、为保留古书原貌，底本观点及理论不作任何删改，药物剂量亦采用旧制，个别当今已禁用或改用替代品的药物也未作改动，请读者注意甄别。

序

余素不解医，读刀圭书辄不能终卷，非忽之也，以其为道精深密微，非浅人所可意窥，非躁心所可尝试。又自度聪明才力皆有所不暇给，计惟节之于起居食饮之常，谨之于四时六气之辨，于以闲嗜欲、颐情志、顺性命以托赋于天。至谈医则不敢知，诚重之也。忆曩在都中，吴航陈修园先生以名孝廉宰畿辅，医名震日下，尝奉檄勘灾恒山时，水沴之后，疾疫大作。先生采时方百余首，刊示医者，如法诊治，全活无数，仁心仁术，其施溥矣。后三十余载，余返自都门，与脩《全闽通志》，广搜著述家言时，先生已捐馆数载，得所撰方书已刊行者十余种，条其目，著于编。其遗书存于家者，哲嗣灵石先后梓而传之。令孙徽庵世其学，精其业，复取所遗《医学从众录》八卷，雠校付剞劂，重以林戟门先生属序于余。余既叹知医之难，而何敢言医之易乎？虽然先生自序言之矣，先为医士治膏肓之疾；又云此录简便易知，颇切时用。所谓医医者，正治不若从治之为得也。盖必治医者不谬其方，而后受治者不戕其性，此即先生作宰时刊方示医之仁术也。虽其言之峻，而其心良苦矣。录以从众名，非徇众也，导以可从，乃所以防其不可从者也，得此说而通之，庶易言医者或深悟其难，而得所从者转因难而见易乎！愿受是书而竟读之。

道光二十有五年岁在乙巳秋九月东洋和斋魏敬中序

自序

不为宰相便为医，贵之之说也。秀士学医，如菜作齑[1]，贱之之说也。医者，学本《灵》《素》，通天地人之理，而以保身，而以保人，本非可贱之术。缘近今专业者类非通儒，不过记问套方，希图幸中，揣合人情，以为糊口之计，是自贱也。余向有《金匮》《伤寒》各种医书，累累数十万言，先为医士治膏肓之疾，不曰《灵》《素》，则曰南阳，虽有遵今之志，却非语下之方。畏其难者中阻，而工于欺人之术者，别户分门，遂多簧鼓[2]，而余之汲汲苦心[3]，终为未逮也[4]。余观近今医士，不学者无论，有能读薛立斋、王金坛[5]、赵养葵、张景岳、张石顽、李时珍、李士材、喻嘉言八家之书，即为不凡之士，尚可与言。盖此八家虽未能合《内经》之旨、仲师之法，而书中独得之妙亦复不少。兹且就世俗所共奉者，采其名言，录其方治，约数十方而取其一、二方，约数百言而括以一、二言；即间有以误传

〔1〕齑（jī 基）：用来调味的细碎菜末，如姜、蒜等。
〔2〕簧鼓：以花言巧语鼓动人家。
〔3〕汲汲（jí 级）：急切。
〔4〕逮：及也。
〔5〕王金坛：明代医学家王肯堂，字宇泰，江苏金坛人，曾任福建参政职务，著有《证治准绳》。

误与主张太过之处，复参他氏，斟酌归于至当，颜曰《从众录》[1]简便易知，颇切时用，是即向之所谓医医者，知其受病已深，正治则拒格不入，不若从治之为得也。

闽吴航修园陈念祖题于嵩山精舍

先大父医学宗长沙，一生精力在《伤寒论浅注》《金匮要略浅注》等书。复以余力，集长沙辨证之法，纂取《千金方》《外台秘要》以下诸方书，为《医学从众录》八卷。盖恐专用经方之骇众，特降而从众也。学者既精《伤寒》《金匮》之法，进而参究乎斯编，则宜古者亦复宜今，此书正不无小补也。谨付梓以广其传。

长孙男心典谨识

〔1〕颜：额也。据《广雅》云，古人引申为堂上门上的楣，后又把题字于匾额曰“颜”。这里作动词用，指题写或命名。

凡例

一、是书前曾托名叶天士，今特收回。

一、是书论证治法悉遵古训，绝无臆说浮谈。以时法列于前，仲师法列于后，由浅入深之意也。

一、坊刻[1]《方病回春》[2]《嵩崖尊生》[3]《古今医统》[4]《东医宝鉴》等书[5]，所列病证不可谓不详，而临时查对绝少符合；即有合处，亦不应验，盖以逐末而忘其本也。试观《内经》《难经》《伤寒论》《金匮要略》，每证只寥寥数语，何所不包？可知立言贵得其要也。此书如怔忡、头痛、历节诸证，非遗之也。怔忡求之虚痨；头痛有邪求之伤寒，无邪求之眩晕、虚痨；历节寻其属风、属湿、属虚而治之，所以寓活法也。

一、学医始基在于入门，入门正则始终皆正，入门错则始终皆错。此书阐明圣法，为入门之准，不在详备，若得其秘诀，未尝不详备也。有证见于此而治详于彼者，有论此证而彼证合而并论者，有论彼证绝未明言此证，而即为此证之金鍼[6]者，实无他诀，惟其熟而已。熟则生巧，自有左右逢

---

〔1〕坊刻：旧时书店刻印的书本。
〔2〕《万病回春》：明代龚廷贤辑，何应璧增补，共 10 卷。
〔3〕《嵩崖尊生》：清代景日昣著，共 15 卷。
〔4〕《古今医统》：指明代王肯堂所辑《古今医统正脉》。
〔5〕《东医宝鉴》：共 23 卷，朝鲜许浚撰于 1611 年，系选自中国医籍分类汇编而成。
〔6〕鍼：为“针”的异体字。

原之妙。

一、论中所列诸方，第三卷、第四卷俱载弗遗。唯《伤寒论》《金匮要略》方非熟读原文不能领会。此书偶有阙而未载者[1]，欲人于原文中寻其妙义。阙之，即所以引之也，阅者鉴予之苦心焉。

一、方后附论，或采前言，或录一得，视诸书较见简括，阅者自知。

〔1〕阙（què 确）：同“缺”。

目录

医学从众录

闽吴航　陈念祖修园甫　著

次男　元犀灵石　参订

孙男　心典徽庵　心兰芝亭　同校字

卷一

真中风证

曰真者，所以别乎类也；风者，八方之风邪也；中者，邪之自外入内也；有中经、中府、中脏、中血脉之分[1]。此数句与病机要发明大同小异，各有语病，余从发明而订正之。中经外有六经之形证；中府内有便溺之阻隔；中脏者性命危；中血脉者，外无六经之形证，内无便溺之阻隔。先以中经言之：中经者，现出六经形证，太阳头痛脊强；阳明目痛，鼻干，身热，不得卧；少阳胸满，口苦，胁痛，耳聋，寒热；太阴自利，腹痛或便难；少阴口渴，

〔1〕中经：中风证候类型之一。病在经脉，不昏倒而出现半身不遂，手足麻木，口多痰涎，语言不利等证。　中府：卒然昏倒，苏醒后出现半身不遂，口眼歪斜，语言困难，二便失禁等。　中脏：以卒倒昏迷为特征，系中风病情最重的类型，有闭证与脱证之分。　中血脉：指中风以口眼㖞斜为主要症状者。

时厥；厥阴囊缩[1]，遗溺[2]，手足厥逆，而面色亦现出五色可诊。此中风之浅也，宜小续命汤加减主之。

小续命汤方见《时方》

如中风无汗恶寒，依本方麻黄、杏仁、防风各加一倍；宜针至阴出血，穴在足小趾外侧爪甲角，针二分。昆仑。穴在足外踝后跟骨，针透太溪。如中风有汗恶风，依本方桂枝、芍药、杏仁各加一倍，宜针风府。穴在项后入发际一寸，针入三分，禁灸。

以上二证皆太阳经中风也。

如中风有汗，身热不恶寒，依本方加石膏、知母各二钱，甘草再加一倍，去附子。

如中风有汗，身热不恶风，依本方加葛根、桂枝，黄芩再加一倍，宜针陷谷，穴在足大趾、次趾外间本节后陷中，针入五分。去阳明之贼，兼刺厉兑，穴在足大趾、次趾端，去爪甲如韭叶。泻阳明之实。

以上二证，皆阳明经中风也。

如中风无汗身凉，依本方附子加一倍，干姜加二倍，甘草加二倍，宜刺隐白，穴在足大趾内侧，去爪甲角如韭叶。去太阴之贼。

此太阴经中风也。

如中风有汗无热，依本方桂枝、附子、甘草各加一倍，宜针太溪。穴在足内踝后跟骨上陷中，针透昆仑。

此少阴经中风也。

如中风六经混淆，系之于少阳厥阴，或肢节挛痛，或麻木不仁，依本方加羌活、连翘，灸少阳之经绝骨穴，即悬钟，在足外踝上三寸，灸五壮。以引其热；刺厥阴之井大敦穴，在足大趾甲聚毛间。以通其经。

此少阳厥阴经中风也。

又以中府言之，与伤寒府证略同，内有便溺之阻隔，宜三化汤通之；

〔1〕囊缩：阴囊和睾丸挛缩不下的症状。

〔2〕遗溺：此指小便失禁。

夹有经证，宜防风通圣散两解之。又以中脏言之，中脏多滞九窍[1]，有唇缓、失音、耳聋、目瞀[2]、鼻塞、大小便难之证，或卒倒不省人事，有闭脱之别[3]。

若口开，为心绝；眼合或上视，为肝绝；手撒为脾绝；遗尿为肾绝；汗出如油，身如鼾睡，为肺绝；及面赤如妆，脉急大，皆虚极阳脱不治之证。唯以三生饮一两，加人参一两（另煎浓汁），调入灌之，或可救十中之一。如牙关紧闭，以乌梅浸醋擦其牙；痰塞咽喉，以稀涎散吐之；不省人事，以半夏末吹入鼻中，盖此法为通关所设，而药汁方可灌入，非藉此法吐痰以愈病也。

男元犀按：不省人事，有闭证、脱证之辨，二证误认用药，则死生立决。

《内经》云：风为百病之长也，善行而数变，或为寒中，或为热中。如阳脏之人，素有内火，而风邪中之，则风乘火势，火借风威，遂卒倒不省人事，牙关紧闭，两手握固，虽有痰声，非漉漉之声，亦无涌起之势，可用桔皮一两，半夏一两，入生姜汁少许煎服，或服后探吐之，随以涤痰汤加天麻、丹参、石菖蒲，入竹沥、姜汁以开之；如外热甚、二便闭，可用防风通圣散及凉膈散加石菖蒲、远志、丹参及三化汤之类，表里两解之。如阴脏之人，素多内寒，而风邪中之，则风水相遭，寒冰彻骨，亦猝倒不省人事，口开手撒，尿出，脐下冰冷，痰声漉漉，如水沸之势，急用三生饮加人参，或用人参二两，附子一两，生半夏三钱，煎一钟[4]，入生姜汁半匙，蜂蜜一蛤蜊壳灌之，亦有得生者；若以胆南星及涤痰驱风等药投之，如入井而下以石也。

---

〔1〕九窍：指眼、耳、鼻、口、前后阴。

〔2〕目瞀（mào 冒）：目眩眼花。

〔3〕闭脱之别：正气不支，邪气内陷，出现脏腑功能闭塞不通的症状称为闭证，证见神志昏迷，牙关紧闭，两手握拳，痰涎壅盛，脉弦急、洪数等，多因邪热、痰浊闭阻于内所致。脱证指疾病过程中出现阴、阳、气、血大量耗损所导致生命垂危的症状。临床把大汗、大泻、大失血、精液大泄等精气急骤耗损，导致阴阳离决者称为“暴脱”。若因久病元气虚弱、精气逐渐消亡所引起的则称“虚脱”。

〔4〕钟：古代装酒或水的一种容器。

二证愈后，语言行动定不能如常，察其水衰火衰，以六味丸、八味丸清早服三四钱，下午服六君子汤，加麦冬三钱，干桑叶一钱，竹沥二蛤蜊壳，最妙。盖柔润熄风，为治风之秘法也。又以中血脉言之，中血脉者，外无六经之形证，内无便溺之阻隔，非表非里，邪无定居，或偏于左，或偏于右，口眼㖞斜，半身不遂。治之之法，汗下俱戒，唯润药以滋其燥，静药以养其血，则风自除，宜大秦艽汤主之；或偏于右者，以六君子汤加竹沥、姜汁以补气行痰祛风；偏于左者，以四物汤加桃仁、红花、竹沥、姜汁、天麻、羚羊角以补血行血，化痰祛风；气血两虚者，以八珍汤或十全大补汤加钩藤、竹沥、姜汁以峻补之。

大秦艽汤

秦艽　石膏生用，各一钱半　甘草　川芎　当归　羌活

独活　防风　黄芩　白芍酒炒　白芷　白术炒　生地　熟地　茯苓各一钱　北细辛三分　水煎服

涤痰汤　即六君子汤去白术，加南星、枳实、石菖蒲、竹茹，治中风痰迷心窍，舌强不能言。

口眼㖞斜，以牵正散主之；又以鳝鱼血涂歪处，牵之便正。

又偏枯证，如树木枯去一枝，而津液不能周行灌溉，宜六君子汤加竹沥等法治之，久可望愈。或以六味丸、八味丸，入桑寄生、五加皮、牛膝、杜仲，以自制虎骨胶为丸，朝吞五钱，黄酒送下，暮服前汤，可愈十中一二。

中风四言脉诀

中风浮吉，滑兼痰气，其或沉滑，勿以风治。或浮或沉，而微而虚，扶元治痰，风本可疏。浮迟者吉，急疾者殂〔1〕

各证方药

三化汤　治中风内有便溺之阻隔。

〔1〕殂：死亡。诸葛亮《出师表》：“先帝创业未半而中道崩殂。”

厚朴　大黄　枳实　羌活各二钱五分

水煎服。

喻嘉言曰[1]：仲景云，药积腹中不下，填窍以熄风。后人不知此义，每欲开窍以出其风，究竟窍空而风愈炽，长此安穷哉！此方与愈风汤、大秦艽汤皆出《机要》方中[2]云是通真子所撰，不知其姓名。然则无名下士，煽乱后人见闻，非所谓一盲引众盲耶？

防风通圣散方见《时方》　治诸风抽搐，手足瘈疭，小儿惊风，大便结，邪热暴甚，肌肉蠕动，一切风证。按：此表里通治之轻剂。喻嘉言曰：汗不伤表，下不伤里，可多服也。

祛风至宝膏　即前方再加人参补气，熟地益血，黄柏、黄连除热，羌活、独活、天麻、细辛、全蝎、防风祛风，蜜丸弹子大，每服一丸，茶酒任下，此中风门不易之专方也。

三生饮方见《时方》　薛氏云：加人参一两许，驾驭而行，庶可驱外邪而补真气；否则不惟无益，适以取败。

稀涎散　治中风口噤，单蛾、双蛾。

巴豆仁六粒，每粒分作两片　牙皂三钱，切片　明矾一两

先将明矾化开，却入二味搅匀，待矾枯为末，每用三分吹喉中；痰涎壅盛者，灯草汤下五分。在喉即吐，在膈即下。

一方半夏十四粒，牙皂一个（炙），水煎，入姜汁服。

凉膈散方见《时方》

加味转舌膏　即前方加远志、菖蒲、防风、桔梗、犀角、川芎、柿霜[3]，炼蜜丸弹子大，朱砂为衣。

---

〔1〕喻嘉言：名喻昌，明末清初医学家，著有《尚论篇》《尚论后篇》《医门法律》《寓意草》等书。

〔2〕《机要》：即《活法机要》。本书为综合性医书，编著者不明，或认为朱震亨门人所编述。现存较早刊本有《济生拔粹》本和《医统正脉》本。

〔3〕柿霜：柿饼上的粉霜。性味甘凉，具有清热润燥化痰功能。

【按语】三化汤出《素问病机气宜保命集》，大秦艽汤出《医学发明》，愈风汤为验方。这三方对中风各有适应症，俱被收入《活法机要》中，陈修园认为《机要》是“无名下士”所撰，一概加以否定，这是陈氏学术上的偏见。

中风续论

古人定病之名，必指其实，后人既曰中风，如何舍风而别治？观仲师侯氏黑散、风引汤数方自见。余此论原为中人以下立法，只取唐人续命汤一方为主[1]。盖以各家所列风症，头绪纷繁，议论愈深则愈晦，方法愈多则愈乱。不如只取一方，以驱邪为本，庶法一心纯，不至多歧反惑。要知此汤长于治外，非风则不可用，是风则无不可用也。至云风为虚邪，治风必先实窍，此旨甚微。能于侯氏黑散、风引汤二方研究十年，而知其妙处，则可与共学适道矣。

侯氏黑散　治大风四肢烦重，心中恶寒不足者。《外台》治风癫。《内经》云：邪害空窍。此则驱风之中兼填空窍。空窍满，则内而旧邪不能容，外而新风不复入。

风引汤俱见《金匮》

除热瘫痫[2]。巢氏治脚气。

大人中风牵引，小儿惊痫瘈疭，皆火热生风，五脏亢甚，归迸入心之候。夫厥阳风木与少阳相火同居，火发必风生，风生必挟木势而害土，土病则聚液成痰，流注四肢而瘫痪。此方用大黄为君，以荡涤风火热湿之邪；随用干姜之止而不行者以补之；用桂枝、甘草以缓其势；又取石药之涩以堵其路。而石药之中又取滑石、石膏清金以伐其木，赤白石脂厚土以除其湿，龙骨、牡蛎以敛其精神魂魄之纷驰，用寒水石以助肾之真阴，不为阳亢所刦[3]，更用紫石英以补心神之虚，恐心不明而十二官危也。明此以治入脏之风，游刃有余矣[4]。喻嘉言此解最妙。

---

〔1〕唐人续命汤：指唐代孙思邈所撰《千金方》中的小续命汤。

〔2〕除热瘫痫：《金匮》及商务印书馆版为“除热瘫痫”，今改。

〔3〕刦：同“劫”。

〔4〕游刃有余：意指办事熟练，解决问题轻快利落。《庄子·养生主》：“今臣之刀十九年矣，所解数千牛矣，而刀刃若新发于硎。彼节者有间，而刀刃者无厚。以无厚入有间，恢恢乎其于游刃必有余地矣。”

类中风证

一、火中之说本于河间。河间举五志过极，动火而卒中，大法以白虎汤、三黄汤沃之[1]，所以治实火也；以逍遥散疏之，所以治郁火也；以通圣散、凉膈散双解之，所以治表里之邪火也；以六味汤滋之，所以壮水之主以制阳光也；以八味丸引之，所谓从治之法引火归源也。又地黄饮子治舌喑不能言[2]，足废不能行，神妙无比。

地黄饮子 时贤徐灵胎云[3]：此治少阴气厥之方，庸医不察，竟以之治一切中风之证，轻则永无愈期，重则益其病而致死，医者病家终身不悟也。

孙心典按：舌喑不能言，有上焦为痰火阻塞者，宜转舌膏[4]，有中风脾缓舌强不语者，宜资寿解语汤。惟有少阴脉萦舌本，气厥不至，名曰风痱[5]，宜用地黄饮子温之；喻氏用资寿解语汤去羌、防，加熟地、何首乌、枸杞子、甘菊花、黑芝麻、天门冬治之。

资寿解语汤俱见《时方》 治中风脾缓舌强不语，半身不遂。

一、气虚类中说本李东垣。东垣以元气不足则邪凑之，令人卒倒，僵仆如风状。大法以六君子汤加黄芪、竹沥、姜汁治之，补中益气汤亦治之；卒倒遗尿，元气大虚，必重用白术、人参、黄芪，加益智仁主之。又有恼怒气逆而厥，面青脉大，如中风象，宜景岳解肝煎主之[6]；虚者六君子汤加乌药、青皮、白芷主之。

---

〔1〕沃（wò 握）：浇。此处意指泻火。

〔2〕舌喑（yīn 音）：语言不利，不能讲话。

〔3〕徐灵胎：清代医学家，名大椿，晚号洄溪老人，著有《难经经释》《伤寒类方》《兰台轨范》《医学源流论》等书。

〔4〕转舌膏：凉膈散加菖蒲、远志各等分，蜜丸弹子大，朱砂为衣，薄荷汤化下。

〔5〕风痱（fèi 费）：指中风后出现的偏瘫。痱与“废”同义。

〔6〕解肝煎：陈皮、半夏、厚朴、茯苓、苏叶、芍药、砂仁加煨姜。治暴怒伤肝，气逆胀满、阴滞等症。

一、湿中之说本于朱丹溪。丹溪以东南气温多湿，有病风者，非风也。由湿生痰，痰生热，热生风，二陈汤加沙参、苍术、白术、竹沥、姜汁主之；或单用半夏六钱，煎半钟，入生姜汁二滴，风化硝二钱，先治其标，或间服滚痰丸。亦谓之痰中，可用吐法，后理脾胃，先调经络，以竹沥汤主之。

竹沥汤

竹沥二酒盏　生姜汁一酒盏　生葛汁一酒盏

相合作两服。

刘、朱、李三子发挥之外[1]，后人又增恶中、食中、寒中、暑中四证。

一、食中者，过饱食填太阴，上下之气不通而厥。以平胃散加减煎服，或探吐之，或以备急丸灌之。

一、恶中者，入古庙、山林、古墓及见非常怪物，感其异气，遂昏倒不知人事，其脉两手若出两人，乍大乍小。以苏合香丸灌之；或以平胃散加雷丸二钱，雄黄精五分，藿香一二钱以解秽；或焚降真香、藿香、生芪、川芎、苍术、皂角、红枣、使正气自口鼻入。

一、寒中者，或暴寒之气直入于内，手足厥冷，腹痛吐泻不止，遂昏倒不知人事，六脉细小，或沉伏，四肢唇口青黯。宜以生葱白一束安脐中，以火斗熨之；或灸关元三十壮，以四逆汤灌之。

一、暑中者，夏月感暑气，昏倒不省人事，自汗面垢，吐泻脉虚。以千金消暑丸灌之，立苏。又有长途赤日，猝倒不省人事，以热土取来围脐上，以热尿注之，即苏；或以生蒜捣水灌之。

备急丸消暑丸俱见《时方》

续论真中风、类中风攻痰之误

凡人将死之顷，阳气欲脱，必有痰声漉漉，是一身之津血将渐化为痰而死也。时医于此证，开手即以胆南星、石菖蒲直攻其痰，是直攻其津血而速之死也。

---

〔1〕刘、朱、李三子：指刘河间、朱丹溪、李东垣。子，古代表示尊称。

《医学真传》曰[1]：《本经》只有南星，并无胆星。南星色白味辛，禀金气而驱风豁痰，功同半夏。今人以牛胆制为胆星，味苦性冷。庸医皆曰九制者佳，不知愈制愈失其性，为祸更烈。中风痰涎上涌，多属三焦火衰，土崩水泛，斯时助正散邪、壮火驱寒尤恐不济，服之以苦冷之胆星，加之以清凉之竹沥，必至生阳灭绝而死。

孙心典按：竹沥为中风必用之药，取其柔润以熄风，轻清以活络，而驱行经络之痰，在所后也，荆沥[2]、生葛汁也是此义。

---

〔1〕《医学真传》：清代高士宗著。

〔2〕荆沥：即牡荆沥，为马鞭草科植物牡荆的茎汁；性味甘平，入手少阴、手太阴、足阳明、足厥阴经；功能除风热，化痰涎，通经络，行气血；治中风口噤，痰热惊痫，头晕目眩，喉痹，热痢，火眼。

虚　痨

《圣济总录》曰[1]：虚痨之病，因五脏则为五痨，因七情则为七伤。痨伤之甚，身体瘦极，则为六极。所谓七伤者，一曰太饱伤脾，脾伤则善噫、欲卧、面黄。土色黄，脾伤则其本色自见，故面黄；神者，中气之所生，脾伤则神亦倦，故善卧。二曰大怒气逆伤肝，肝伤则少血目暗。肝者，将军之官，故主怒；又曰：目得血而能视，今肝伤少血，故令目暗。三曰强力入房，久坐湿地伤肾，肾伤则短气、腰脚痛、厥逆下冷。脚痛下冷者，坎中之阳虚也，轻则八味丸，重则附子汤治之。四曰形寒饮冷伤肺，肺伤则气少，咳嗽鼻鸣。形寒者，形气虚寒也；饮冷者，复饮冷物也，故《金匮》治咳嗽五方皆以小青龙加减。五曰忧愁思虑伤心，心伤则苦惊，喜忘善怒。心藏神，心伤则神不安，故苦惊；心主血，心伤则血不足，故喜忘；心愈伤则忧愁思虑愈不能去，故因而生怒。一本无“善怒”二字，有“夜不能寐”四字。六曰风雨寒暑伤形，形伤则发落，肌肤枯槁。外冒风雨则寒湿不免矣。以外得之，故令伤形而皮肤枯槁，然皮肤之间，卫气之所居也。《灵枢经》曰：卫气者，所以温分肉，充皮肤，肥腠理，而司开合者也。故峻补其卫气而形斯复矣，宜桂枝汤加黄芪之类也。七曰恐惧不节伤志，志伤则恍惚不乐。怒则气上，恐则气下，而膻中大失其权，怫然不得舒畅[2]，故曰伤志。志者，肾之所主，而畅于膻中。膻中在两乳之间，心君之分也。心者，神明之所出，故令恍惚。膻中者，喜乐之所出，故令不乐。伤之因也，故为七伤。所谓五痨者，一曰肺痨，令人短气，面肿，不闻香臭。二曰肝痨，令人面目干黑，口苦，精神不守，恐惧不能独卧，目视不明。三曰心痨，令人忽忽喜忘，大便苦难，心主血，血濡则大便润，血燥则大便难。时或溏泄，心火不足以生脾土也。口中生疮。四曰脾痨，令人舌本苦直，不能咽唾。五曰肾痨，令人背难以俛仰[3]，小

〔1〕《圣济总录》：全书200卷，66门，宋徽宗时朝廷组织人员编辑，成书于1111~1117年间，系采辑历代医籍并征集民间验方或由医家献方整理汇编而成。

〔2〕怫（fú 拂）然：怫郁，不高兴。

〔3〕俛（fǔ 府）：通“俯”。

便黄赤，时有余沥，茎内痛，阴湿囊生疮，小腹满急。此五者，痨气在五脏也，故名五痨。所谓六极者，一曰气极，气极主肺。令人内虚，五脏不足，邪气多，正气少，不欲言。二曰血极，血极即脉极，主心。令人无颜色，眉发堕落，忽忽喜忘。三曰筋极，筋极主肝。令人数转筋，十指甲皆痛，苦倦不能久立。四曰骨极，骨极主肾。令人瘦削，齿苦痛，手足烦痛，不可以立，不欲行动。五曰肌极，肌极即肉极，主脾。令人羸瘦无润泽，食饮不生肌肤。六曰精极，精极主五藏，盖以五藏主藏精也。道家以精、气、神为三宝。《经》曰："精生气，气生神。精无以生气，故有少气内虚等候也。"令人少气，吸吸然内虚，五脏气不足，毛发落，悲伤喜忘。此六者，痨之甚，身体瘦极也，故名六极。又五痨、七伤、六极之外，变证不一，治法皆以补养为宜。形不足者温之以气，精不足者补之以味，相得合而服之，以补精益气，此其要也。

按：方书论虚痨之证最繁，余取《圣济》书，以五痨、七伤、六极立论，为握要之法，以下分采各方，听人择用。然有不得不分者，亦有不必分者，神而明之，存乎其人，不可以口授也。《圣济》于总结处提出"气味"二字，示人当从阴阳根本之地而药之，所谓吾道一以贯之也。

按：阳虚阴虚，是医家门面话，然亦不可不姑存其说，以资顾问。吴门马元仪分阳虚有二[1]，阴虚有三，较时说颇深一层。所谓阳虚有二者，有胃中之阳，后天所生者也；有肾中之阳，先天所基者也。胃中之阳喜升浮，虚则反陷于下，再行敛降，则生气过抑不伸。肾中之阳贵凝降，痨则浮于上，若行升发，则真气消亡立至。此阳虚之治有不同也。所谓阴虚有三者，如肺胃之阴，则津液也；心脾之阴，则血脉也；肾肝之阴，则真精也。液生于气，惟清润之品可以生之；精生于味，非粘腻之物不能填之；血生于水谷，非调补中州不能化之。此阴虚之治有不同也。

按：此证又多蒸热咳嗽，故医者以二皮清心，二冬保肺，而不知土旺则金生，毋区区于保肺；水升则火降，勿汲汲于清心[2]。李士材此四

〔1〕马元仪：清代医家，名马俶，江苏苏州人，撰有《印机草》《证论精微》等书。
〔2〕汲汲：急切貌。

语[1]，深得治虚痨之法。

脾肾虽有一方合治之说，其实驳杂不能奏效，当审其所急而图之。如食少怠倦，大便或溏或秘，肌肉消瘦等症，治脾为急，以六君子汤、四君子汤、归脾汤之类，补养脾胃，调其饮食，即所以输精及肾也。如形伤骨痿，面色黯黑，骨蒸炊热，腰痛气喘，或畏寒多梦，腹痛遗精等证，治肾为急。肾阴虚者，以六味丸补坎中真水；肾阳虚者，以八味丸补坎中真火，以通离火。稽之《周易》卦象[2]，坤土是离火所生，艮土是坎水所生。赵养葵谓补水以生土[3]，语虽离奇，却为妙旨也。

大黄䗪虫丸方见《金匮》　治五痨虚极，羸瘦腹满，不能饮食，食伤，忧伤，房室伤，肌伤，痨伤，经络荣卫伤，内有干血，肌肉甲错，目黯黑。缓中补虚。

四乌鲗骨一芦茹丸[4]方见《女科要旨》　治虚痨气竭，肝伤血枯精伤。

按：搜血之品，为补血之用，仿张路玉以此丸药料[5]，加鲍鱼、绒鸡之类。

〔1〕李士材：明末医学家，名中梓，号念莪，著有《内经知要》《医宗必读》《士材三书》等书。

〔2〕稽之：考查、考核。

〔3〕赵养葵：明代医学家，名献可，撰《医贯》六卷，推崇薛己的“命门学说”，认为命门是人身之至宝，医病当以养命门之火为主，临证多用六味地黄丸、桂附八味丸等滋肾补阳方剂。

〔4〕四乌鲗骨一芦茹丸：方出于《素问·腹中论》，乌鲗骨四两，茜草一两。

〔5〕张路玉：清代医学家张璐，晚号石顽老人，著有《伤寒缵论》《张氏医通》等书。

虚痨续论

前论俯首从时，不过于时法中录其可以姑从者为浅病立法。余复续此论，从《内经》劳者温之，损者温之两言悟入，左右逢源，取效捷如影响。至如痰饮、咳嗽、怔忡、不寐及妇人经水不调等病，皆虚痨中必有之证，已详各门，毋庸再赘，宜参考之。

虚痨证，宋元诸家，分类别名，繁而无绪，如治丝而棼也[1]。丹溪颇有把柄，专主补阴，用四物汤加黄柏、知母之类，后世非之。明·薛立斋出[2]，以六君子、四君子、归脾汤、补中益气汤、加味逍遥散之类，与六味丸、八味丸、养荣汤之类间服，开口便以先天后天立论，虽视诸家颇高一格，其实开后人便易之门。至张景岳出，专宗薛氏先天之旨，而先天中分出元阴元阳，立左、右归饮丸及大补元煎之类，有补无泻，自诩专家[3]。虽论中有气虚精虚之辨，而大旨以气化为水，水化为气，阴阳互根，用方不甚分别。惟以熟地一味，无方不有，无病不用，是于简便之中又开简便之门。且又著《药性》云：地黄生于中州沃土，色黄味甘，谓非脾胃正药，吾不信也。此论一出，而《本经》《金匮》诸圣训，扫地尽矣。夫薛氏书通共二十四种，吾不能一一摘其弊，而观其案中所陈病源，俱系臆说，罕能阐《灵》《素》不言之秘；所用方法，不出二十余方，加减杂沓[4]，未能会《本经》性味之微。时贤徐灵胎目为庸医之首，实不得已而为此愤激之言也。即景岳以阴虚阳虚铺张满纸，亦属浮泛套谈。能读《金匮》者，便知余言不谬也。详考虚痨治法，自《内经》而外，扁鹊最精，上损从阳，下损从阴。其于针砭所莫治者，调以甘药。《金匮》因之，而立建中诸方，意以荣卫之道，纳谷为宝。居常

〔1〕治丝而棼（fén 焚）：紊乱的意思。《左传》：“臣闻以德和民，不闻以乱。以乱，犹治丝而棼之也。”

〔2〕薛立斋：明代医家，名薛己，字新甫，著有《内科摘要》《校注外科精要》《校注妇人良方》等书。

〔3〕诩（xǔ 许）：说大话。

〔4〕杂沓：众多。

调荣卫以安其谷，寿命之本，积精自刚；居常节欲，以生其精。及病之甫成，脉才见端，惟恃建中、复脉为主治，皆稼穑作甘之善药[1]，一遵“精不足者补之以味”之义也。景岳亦会得甘温之理，或变而为甘寒至静之用，视惯用苦寒戕伐中土者颇别。然方方重用熟地，自数钱以及数两，古法荡然矣。且熟地之用滞，非胃所宜；《经》云：六腑者，传化物而不藏。以通为用。其性湿，非脾所喜。彼盖取滋润以填补其精，而不知精生于谷，脾胃伤则谷少入而不生其血，血少自不能化精，而虚劳日甚。况虚劳之人，必有痰嗽，亦最易感冒，若重用频用熟地，又佐以参、术，则风寒闭于皮毛而不出，痰火壅滞于胸膈而不清，药入病增，谓非人人之共见乎？予于此症，每力争治法，无如医友及病家，心服薛氏、景岳诸法，以六味、八味、左归、右归、补中、逍遥、六君、四君、大补元煎之类，谓不寒不燥之品，先入为主，至死不悔，亦斯民之厄也！戊申秋闱后[2]，抑郁无聊，取《内经》《金匮》等书，重加研究，参之平时所目击之证，如何而愈，如何而剧而死，大有所悟。知虚痨之病，死于病者少，死于药者多，侃侃不阿[3]，起立斋、景岳于今日，当亦许为直友也。请略陈方治于左，以为耳食治虚痨者，脑后下一针。

脉法

《要略》曰：脉芤者为血虚，沉迟而小者为脱气，脉大而无力为阳虚，数而无力为阴虚，脉大而芤为脱血。平人脉大为劳，虚极亦劳。脉微细者盗汗。寸弱而软为上虚，尺软涩为下虚，尺软滑疾为血虚，两关沉细为胃虚。

《脉经》曰：脉来软者为虚，缓者为虚，微弱者为虚，弦者为中虚，细而微小者气血俱虚。

景岳脉法可取之句，无论浮沉大小，但渐缓则渐有生意。若弦甚者病

〔1〕稼穑作甘：《尚书·洪范篇》载“土爰稼穑，稼穑作甘”。种收谷物称稼穑，此喻指脾胃。

〔2〕秋闱：一称“秋试”，明清科举制度，每三年的秋季在各省城举行一次考试，即乡试，被录取者称举人。

〔3〕侃侃（kǎn 砍）：刚直。

必甚，数甚者病必危，若以弦细而再加紧数，则百无一生矣。

方治

六味地黄丸　此方大旨，补水以制相火。

先祖选严公曰：补水以制相火，为相火有余而言也。若命门真火不足，不能蒸化脾胃，若服六味丸，则湿痰愈多，宜八味丸常服。

虚痨之由，多由于吐血与咳嗽。夫吐血咳嗽，岂尽致劳，治之不得法，斯劳根于此，锄之不能去矣。吐血起于骤然，是多风寒失汗，逼而上越为大吐。一吐而即止者，不必治之；汗即血，血即汗，失汗而见血，风寒从血而解也，宜静养，勿药可愈。不止者，用麻黄人参芍药汤治之。若脉细而沉迟，按之无力，乃直中寒证，败其元阳，阳虚阴必走，故为大吐，或大衄。四肢微厥，宜理中汤加当归、木香治之；或镇阴煎降之，此一定之法也。又有素性偏阳，外受酷暑，内伤椒姜煿炙而致血者，宜白虎汤、三黄解毒汤之类，鼎下抽薪，而水无沸腾之患。又法以地黄汁半升煎三沸，入生大黄末一寸匕调和〔1〕，空腹服之，日三服，即瘥，此秘法也。今人一见吐血症，即用六味加黑栀、藕节、白茅根、血余灰、阿胶之类，姑息养奸〔2〕，必变咳嗽而成痨。

凡咳嗽初起，多因风寒。《经》云：皮毛者，肺之合也。予每见今人患此证，不知解肌，遽投六味，若加麦冬、五味之类，为祸更烈。是闭门逐寇也，必变成痨。

崔氏八味丸此方在仲景之前，仲景收入《金匮要略》中，故名金匮肾气丸。　大旨温肾脏，逐水邪。

此方《金匮要略》凡五见：一见于第五篇云，治脚气上入小腹不仁；再见于第六篇云，治虚痨腰痛，小便不利；三见于第十二篇云，大短气有微饮，当从小便去之，肾气丸主之；四见于第十三篇云，治男子消渴，小便反多，

---

〔1〕一寸匕：古代量取药末的器具。大小为一寸正方，故名方寸匕。一方寸匕约等于现代 2.74 毫升容量，盛草木药末约一克重量。

〔2〕姑息养奸：无原则的宽容，反而使坏人得到好处。这里借喻治病不审证求因，用药不当，反致病邪稽留。

饮一斗，小便亦一斗；五见于第二十二篇云，治妇人转胞不得溺[1]，但利小便则愈。观此五条，皆泻少腹膀胱之疾为多，盖肾者水脏也，凡水病皆归之，故用茯苓、泽泻、山药利水之药。水过利而肾虚恶燥，故又用熟地、萸肉、丹皮等滋敛之药。又水为寒邪，故用附子、肉桂等助阳通痹之药，相济而相成。总以通肾气利小便为主，此八味丸之正义也。薛氏、赵氏借用之，以为补火，亦不甚切当，若小便多者大忌之。

小建中汤　本文云，虚痨里急，悸，衄，腹中痛，梦失精，四肢酸痛，手足烦热，咽干口燥。

喻嘉言曰：急建其中气，俾饮食增而津液旺，以至充血生津，而复其真阴之不足。但用稼穑作甘之本味，而酸辛咸苦在所不用，舍此别无良法也。

黄芪建中汤　即前方加黄芪一两半。气短胸满者加生姜，腹满者去枣，加茯苓一两半，及疗肺虚损不足，补气加半夏三两。

《千金》疗男女因积冷气滞，或大病后不复常，若四肢沉重，骨肉酸痛，吸吸少气，行动喘促，胸气满急，腰背强痛，心中虚悸，咽干唇燥，面体少色；或饮食无味，胁满腹胀，头重不举，多卧少起，甚者积年，轻者百日，渐至瘦弱，五脏气竭，则难复常，六脉俱不足，虚寒之气，小腹拘急，羸瘠百病[2]，名曰黄芪建中汤。

人参建中汤　即前方加人参二两，治虚痨自汗。

当归建中汤　即前汤加当归二两，治妇人血虚自汗。

八味大建中汤　治中气不足，手足厥冷，小腹挛急，或腹满不食，阴缩多汗[3]，腹中塞痛，唇干精出，寒热烦冤[4]，四肢酸痛，及无根失守之火出于肌表，而为疹为斑，厥逆呕吐等证。

黄芪　当归　桂心桂枝去皮即桂心，非近时所用之肉桂心也。

---

〔1〕转胞：病证名，指以脐下急痛、小便不通为主症。

〔2〕羸瘠（léi jí 雷集）：身体瘦弱。

〔3〕阴缩：亦称阳缩，阴茎痿软上缩的症状，多因肾阳亏虚所致。

〔4〕烦冤：烦乱而又闷闷不乐。

酒白芍　人参　甘草炙，各一钱　半夏制　附子炮，各二钱半

每服五钱，加姜三片，枣二枚，煎服。

桂枝龙骨牡蛎汤　治失精家小腹强急，阴头寒，目眩发落，脉极虚。芤、迟为清谷、失精亡血；脉得诸芤、动、微紧，男子失精，女子梦交。

喻氏曰：用桂枝汤，调其营卫羁迟〔1〕，脉道虚衰，加龙骨、牡蛎，涩止其清谷、亡血失精，一方而两扼其要，诚足贵也。

《小品》云〔2〕：虚羸浮热，汗出者，除桂加白薇、附子各一钱五分，故曰二加龙骨汤。桂枝虽调营卫所首重，倘其人虚阳浮越于外，即当加附子、白薇以固阳，而助其收涩，桂枝在所不取也。

张石顽曰〔3〕：亡血失精，举世皆滋补血气之药，而仲景独取桂枝汤者，盖以人身之气血，全赖后天水谷以资生。水谷入于胃，其清者为营，其浊者为卫。荣气不荣，则上热而血溢；卫气不卫，则下寒而精亡，是以调和营卫为主。营卫和，则三焦各司其职，而火自归根，热者不热，寒者不寒。水谷之精微输化，而精血之源有赖矣，以其亡脱既久，恐下焦虚滑不禁，乃加龙骨入肝敛魂，牡蛎入肾固精，皆固蛰封藏之本药也〔4〕。至于小建中汤加减诸方，皆治虚痨之神剂，后人专用滋阴降火，误治遗害，未至于剧者，用此悉能挽回。

大建中汤俱见《金匮》　心胸大寒，痛呕不能食，腹中寒，上冲皮起，出见有头足，上下痛不可触近〔5〕。

叶天士加减大建中汤　辛甘化阳法。

人参　桂心　归身　川椒炒出汗　茯苓　炙草　白芍　饴糖　兰枣

按：原方中干姜定不可少。

---

〔1〕羁（jī 基）迟：缓慢，拖延。

〔2〕《小品》：晋代陈延之所著的《小品方》。

〔3〕张石顽：即张路玉。

〔4〕固蛰封藏：这里喻肾的生理功能，《素问·六节脏象论》：“肾者，主蛰，封藏之本，精之处也。”

〔5〕上冲皮起，出见有头足：语出《金匮要略·腹满寒疝宿食病脉证治》，形容腹中寒气攻冲，皮肤突起如头足样的块状物。

叶天士加减小建中汤 脉右虚左小，背微寒，肢微冷，痰多微呕，食减不甘，此胃阳已弱，卫气不得拥护，时作微寒微热之状，小便短赤，大便微溏，非实邪矣。当建中气以维荣卫。东垣云：胃为卫之本，荣乃脾之源，偏寒偏热，犹非正治。

人参 归身米拌炒 桂枝木 白芍 兰枣

按：此方姜定不可少。

复脉汤一名炙甘草汤，方见《伤寒》。 治诸虚不足，汗出而闷，脉结悸，行动如常，不出百日，危急者十一日死，此治血脉空竭方。用之所以枯血[1]。凡脉见结代者，虽行动如常，不出百日必死；若复危急，不能行动，则过十日必死，语极明白，从前解者多误。

喻嘉言曰：此仲景治伤寒脉结代，心动悸，邪少虚多之圣方也。《金匮》不载，以《千金翼》常用此方治虚痨[2]，则实可征信，是以得名为千金之方也。虚痨之体，多有表热夹其阴虚，所以本论汗出而闷，表之固非，即治其阴虚亦非。惟用此方得汗，而脉出热解，俾其人快然，真圣法也。但虚痨之人，胃中津液素虚，匪伤寒暴病邪少虚多之比[3]。桂枝、生姜分两之多，服之津液每随热势外越，津既外越，难以复收，多有淋漓沾濡一昼夜者。透此一关，亟以本方去桂枝、生姜二味，三倍加入人参，随继其后，庶几津液复生，乃致荣卫盛而诸虚复，岂小补哉！

叶天士加减复脉汤 本案云：其脉虚细，夜热晨寒，烦倦口渴，汗出，脏液已亏，当春风外泄，宗仲师凡元气有伤当与甘药之例。

孙心典按：虚劳治法，舍建中别无生路。又有一种脾阳不亏，胃有燥火，当从时贤养胃阴诸法。

叶天士云：太阴湿土，得阳始运；阳明阳土，得阴自安，以脾喜刚燥，胃喜柔润也。愚于此法又悟出无数法门，此下所列之方，俱宜深考。

---

〔1〕枯血：商务印书馆版为“和血”，今改。

〔2〕《千金翼》：即孙思邈著的《千金翼方》，是《千金要方》的补编。

〔3〕匪：同“非”。

叶氏养胃方 治胃虚少纳谷，土不生金，音低气馁。

麦冬 生扁豆 玉竹 甘草 桑叶 沙参

此方生谷芽、广陈皮、白术、麦仁、石斛、乌梅俱可加入，燥极加甘蔗汁。

叶氏方 治阴虚盗汗，不用当归六黄汤，以其味苦不宜于胃也，此方用酸甘化阴法。合前加减大建中汤，辛甘化阳法，可悟用药之妙。

人参 熟地 五味 炙草 湖莲 茯神

又方 《经》云：形不足者温之以气，精不足者补之以味。纳谷如常，而肌肉日削，当以血肉充养。

牛骨髓 羊骨髓 猪骨髓 茯神 枸杞 当归 湖莲 芡实

又方 治肉消脂固，吸气喘促，欲咳不能出声，必踞按季肋，方稍有力，寐醒喉中干涸直至胸脘。此五液俱竭，法在不治，援引人身膏脂，为继续之计。

鲜河车按：此味不可用 人乳汁 真秋石 血余灰

阴虚阳浮，宜用介以潜阳之法，六味丸减丹、泽，加秋石、龟胶、牡蛎、湖莲之属；或有用海参胶、淡菜胶及燕窝之类，皆是此意。

长孙心典按：虚极之候，非无情草木所能补，如肉削之极，必须诸髓及羊肉胶之类；阴中之阴虚极，必须龟胶、人乳、粉牡蛎、秋石、麋茸之类[1]；阴中之阳虚极，必须鹿角胶、鹿茸、黄犬外肾之类，一隅三反[2]。

黑地黄丸 治阳盛阴衰，脾胃不足，房劳虚损，形瘦无力，面多青黄而无常色，此补肾益胃之剂也。

苍术一斤，油浸 熟地一斤 五味子半斤 干姜秋冬一两，夏五钱，春七钱

上为末，枣肉炼丸，梧子大，米汤送下百丸，治血虚久痔甚妙。此治脱血脾寒之圣药。

天真丸 治一切亡血过多，形槁肢羸，饮食不进，肠胃滑泄，津液枯竭，久服生血养气、暖胃驻颜[3]。

〔1〕麋茸：为鹿科动物麋鹿未骨化而带有茸毛的幼角。
〔2〕一隅三反：举一隅即可推见其余，即举一反三。
〔3〕驻颜：保持容颜不老。

生羊肉七斤，去筋膜脂皮，批开入下药末　肉苁蓉十两　当归十二两，洗去皮　山药湿者去皮，十两　天冬去心、焙干，一斤

四味为末，纳羊肉内裹缚，用无灰酒四瓶，煮令酒尽，再入水二升煮，候肉糜烂，再入黄芪末五两，人参末二两，白术末二两，捣作薄饼晒干，隔纸悬火上烘干，以炼蜜为丸，梧子大，服一百丸，加至二三百丸，温酒下，一日二次服。

雪梨膏　治咯血，吐血，痨咳久不止。

雪梨六十只，取汁二十杯　生地　茅根　藕各取汁十杯　萝卜　麦冬各取汁五杯

将六味煎，炼入蜂蜜一斤，饴糖八两，姜汁半杯，再熬如稀糊，则成膏矣。每日用一二匙含咽。

虚痨不治证

形瘦脉大，胸中多气者死；泻而加汗者死；身热不为汗衰，不为泻减者死；嗽而上喘下泄者死；股肉脱甚者死；一边不得眠者多死；五旬以下阳痿者多死。痨疾久而咳血，咽疼无声，此为自下传上；若不嗽不疼，久而溺浊脱精，此为自上传下，皆死证也。

脉候详下续论篇

地黄蒸丸

生地汁六升　天冬汁三升　生姜汁　白蜜　鹿髓　黄牛酥　红枣肉取膏各三合　枳壳　川芎各一分　醇酒半斤　茯苓一分半　金钗石斛　炙黄芪　炙甘草各一两

上六味共为末，先将前三汁与酒并煎减半，入蜜髓酥膏同熬如稠糖，再下六味末，重汤不住手搅匀[1]，丸梧桐子大，空心酒送三十丸，日三服。

天王补心丹方见《时方》　治心痨心血不足，神志不宁，健忘怔忡，大便不利，口舌生疮等证。

〔1〕重汤：浓稠汤。重，色味浓厚。

朱雀汤《圣济》　治心痨脉极。

雄雀十枚，用肉　人参　红枣肉　赤茯苓　紫石英　小麦各三钱　赤小豆三十枚　炙甘草一钱　丹参　远志　紫菀各二钱五分

水煎服。

柏叶沐头丸《圣济》　治脉极虚寒，鬓发堕落。

生柏叶一两　附子　猪骨各五钱

上二味共为末，入猪骨为丸，入沐汤洗头[1]，令发不落。

伤中汤李士材　主思虑伤脾，腹痛食不化。

白术　当归　茯苓　陈皮　甘草　芍药　香附　菖蒲　生姜各等分　红枣二枚

以水煎服。

〔1〕沐汤：张志聪曰“以水灌首曰沐”，此指用药汤洗头。

卷二

咳嗽

肺如华盖，司呼吸以复脏腑。凡五脏六腑外受之邪气，必上干于肺而为咳嗽，此咳嗽之实证也。凡五脏六腑损伤之病气，亦上熏于肺而为咳嗽，此咳嗽之虚证也。《病源》《娄氏纲目》繁而难从[1]；今照《景岳全书》，只以虚实分之，甚见简括。何谓实证？外受之邪，非寒邪即热邪也。表寒则脉浮，带弦带紧，头痛身痛，或鼻塞时流清涕，轻者六安煎，重者金沸草散及小青龙汤主之；里寒者脉沉细，真武汤去生姜，加干姜、五味、细辛主之；热则脉洪而长，或浮数而有力，口渴面红，溺赤而短，轻者泻白散加减主之，重者竹叶石膏汤主之；寒热往来而咳者，小柴胡汤去人参、大枣、生姜，加五味、干姜主之。

六安煎方见《三字经》

金沸草散

旋复花二钱　荆芥　前胡　麻黄　白芍　半夏各一钱五分　甘草一钱

加生姜五片，水煎服《活人》方[2]有茯苓、细辛，无麻黄、白芍

何谓虚证？咳嗽为痨伤之渐，非气虚即精虚也。气虚者，羸瘦怠倦，少食痰多，言微，脉微细，六君子汤、补中益气汤、归脾汤主之，如干姜、五味、细辛、阿胶、半夏、二冬、二母、紫菀之类，随宜加入；精虚者，面

〔1〕《病源》：指隋代巢元方《诸病源候论》。　《娄氏纲目》：指娄英撰的《医学纲目》。

〔2〕《活人》：为《伤寒类证活人书》的简称，系宋代朱肱所著。

色黯，口燥舌干，干咳痰稀气喘，腰膝酸痛，或面色浮红，昼轻夜重，脉浮数而虚，右尺脉弱者，八味丸，左尺脉弱者，六味丸。二方俱宜加入麦冬、五味、阿胶、胡桃之类，为标本同治之法。大抵气虚证是得之劳役、饥饱过度及思虑伤脾所致。气不化精，阳病必及于阴。精虚证是得之色欲过度，或先天不足。少年阳痿之人，精不化气，阴病必及于阳。

感春温之气而咳嗽，宜加玉竹；感夏令暑气而咳嗽，宜加石膏、麦冬、五味之类；感秋季燥金之气而咳嗽，用喻嘉言清燥汤神效；感冬寒之气而咳嗽，无汗宜金沸草散，有汗宜桂枝汤，加厚朴一钱五分，杏仁二钱，半夏一钱五分。又三焦虚嗽宜温肺汤，中焦虚嗽宜六君子汤加干姜、细辛、五味子，下焦虚嗽，宜七味丸加五味子，三焦俱虚宜三才汤。

喻嘉言清燥救肺汤　治愤郁喘呕。郁痰加川贝母。

三才汤

天冬二钱　熟地三钱　人参一钱

水煎服。

补中益气汤　归脾汤　六君子汤　六味丸　八味丸各见《时方》

温肺汤

陈皮　半夏　酒芍　干姜　炙草各一钱　杏仁去皮尖　肉桂或用桂枝　五味　细辛各五分

水煎服。《仁斋》方有阿胶[1]，无芍药。

脉法

浮紧属寒，浮缓属风，浮数属热，浮细属湿，浮涩属房劳，浮滑属痰。浮大者生，沉小者危，弦疾者胃气败。

采《圣济》五脏诸咳嗽

论云：《内经》谓，肺咳之状，咳而喘息有音，甚则吐血；心咳之状，咳则心痛，喉中介介如梗状，甚则咽肿喉痹；肝咳之状，咳则两胁下痛，甚

〔1〕《仁斋》：系宋代杨士瀛所撰《仁斋直指方》。

则不可以转，转则两胠下满[1]脾咳之状，咳则右胁下痛，隐隐引肩背，甚则不可以动，动则咳剧；肾咳之状，咳则腰背相引而痛，甚则咳涎。五脏之咳，久而不已，乃传六腑。六腑之咳，《内经》论之详矣！

杏子汤《圣济》　治咳嗽昼减夜增，不得眠，食即吐逆。

杏仁去皮尖　半夏　桑白皮　白蒺藜　百合　麻黄去根节　柴胡　白石脂　款冬花　枳壳　肉桂去粗皮　紫菀　旋复花　川贝母以上各五分　糯米三钱　生姜二片

水煎服。

蛤蚧丸《圣济》　治久咳嗽喘急。

蛤蚧一对，酥炙　半夏　杏仁去皮尖，研，各一两　栝蒌大者二枚，去子，取肉蒸研　阿胶蛤粉，炒　人参各五钱　青皮去白，二钱五分　干姜汤泡二两

上共为细末，炼蜜和丸如小豆大，空心米汤送下二十丸。

五灵脂汤《圣济》　治肺咳及诸咳。

五灵脂　马兜铃各二钱　人参　五味　炙甘草　桑白皮　陈皮　杏仁去皮尖，各五钱　生姜二片

水煎，空心温服。

人参桔梗散《圣济》　治心咳嗽，咽喉肿痛。

人参五分　桔梗二钱　茯苓　牛蒡子炒，各一钱五分　炙甘草七分

共为末，姜汤空心下二钱，日二服。

木乳散《圣济》　治肝咳嗽，两胁下满。

木乳即皂荚树根皮，酥制三两[2]杏仁去皮尖，研　贝母去心，各三两　炙甘草一两

共为细末，姜桔汤送下二钱。

半夏陈皮汤《圣济》　治脾咳嗽。

---

〔1〕两胠（qū 区）：两胁下。胠，即腋下胁上部分。

〔2〕皂荚树根皮：豆科植物皂荚，乔木；根皮气味辛、温，无毒；主治风热痰气，杀虫，产后肠脱。

半夏　陈皮　杏仁去皮尖　赤茯苓　柴胡　麻黄去根节，名一钱　甘草五分　生姜一片

水煎，空心温服。

四味散《圣济》　治肾咳嗽。

补骨脂炙　牵牛子半生半炒　杏仁去皮尖，各一两　郁李仁五钱

共研末，茶送下二钱。

黄芪散《圣济》　治大肠咳嗽。

黄芪　人参　白茯苓　桑白皮各一钱　甘草三钱

上为细末，滚汤下三钱。

鹿角胶汤《圣济》　治大肠咳嗽。

鹿角胶　杏仁去皮尖　甘草　半夏姜汁炒　麻黄去根节，各一钱　生姜三片

水煎，空心温服。

痰 饮

王节斋曰[1]：痰之本，水也，原于肾；痰之动，湿也，主于脾。余又从而续之曰：痰之成，气也，贮于肺。俗云：治痰先治气，谓调其肺气，使之清肃下行也。又云：脚为生痰之源，肺为贮痰之器。此六语，堪为痰病之纲领。大抵脾肺分其虚实，肾脏辨其水火。肺实者，肺有邪也，若非寒邪即火邪。寒邪。六安煎、小青龙汤；火邪，清肺饮、清燥救肺汤，宜分别治之。肺虚者，本脏自虚，治节不行，而痰聚之。或从脾以治之，为扶土生津之法；或从肾以治之，为补子救母之法。盖肺天也，脾地也。地气上升，则天气下降。肺，天也；肾，水也。天体不连地而连水，《内经》云其本在肾，其末在肺，以明水天一气也。脾土太过，气滞郁热而生痰，宜王节斋化痰丸主之；脾土不及，气虚不运，食少化迟而生痰者，宜六君子汤，理中汤加半夏、茯苓、枳实主之。肾具水火，赵养葵曰非水泛为痰，则水沸为痰，但当分有火无火之异耳。肾虚不能制水，则水不归源，上泛溢为痰，是无火也，故用八味丸以补肾火。阴虚火动，则水沸腾，动于肾者，犹龙火之出于海，龙兴而水附；动于肝者，犹雷火之出于地，疾风暴雨，水随波涌而为痰，是有火也，故用六味丸补水以配火，此不治痰之标，而治痰之本也。然则有火之痰与无火之痰何以辨之？曰无火者，纯是清水；有火者，中有重浊白沫为别耳。

长孙男心典按：痰起于肾，而动于脾，聚于肺，分之则有上中下之殊，合之则一以贯之也。痰者，水也，治肾是使水归其壑[2]，治脾是筑以防堤，治肺是导水必自高源也。

化痰丸方见《三字经》

王节斋曰：古人用二陈汤为治痰通用，所以实脾燥湿，治其标也，然

〔1〕王节斋：明代医学家王纶，字汝言，浙江慈溪人，精于医，宗丹溪，著有《医学杂著》六卷，《本草集要》八卷，《医论问答》一卷。

〔2〕壑（huò 货）：聚水的深谷，这里喻肾。

以之治湿痰寒痰，痰饮痰涎，则固是矣。若夫痰因火上，肺气不清，咳嗽时作，及老痰郁痰，结成粘块，凝滞喉间，吐咯难出，此等之痰，皆因火邪炎上，薰于上焦，肺气被郁，故其津液之随气而升者，为火薰蒸，凝浊郁结而成，岁月积久，根深蒂固，故名老、名郁。此方开其郁，降其火，清润肺金，而消凝结之痰，缓以治之。

六味丸　**八味丸**　**六君子汤**　**补中益气汤**各见《时方》　**理中丸**方见《伤寒》

清肺饮

贝母去心　桔梗　桔红　茯苓　甘草　桑白皮　杏仁

水煎服。

仲景云：其人素盛今瘦，水走肠间，沥沥有声，谓之痰饮；饮后水流在胁下，咳唾引痛，谓之悬饮；饮水流行，归于四肢，当汗出而不出，身体疼重，谓之溢饮；咳逆倚息，气短不得卧，其形如肿，谓之支饮。后人不明四饮之义，加留饮为五饮，不知留饮即痰饮也。

次男元犀按：仲景《金匮要略》分辨详尽，方治神奇，学者宜细心体认。今为初学立法，难以语上，不得不俯以从时，而寻其简要，只四字可以蔽其义，曰：微甚虚实。微甚者，以病势而言；虚实者，以病人之身体而言也。饮之微者，小青龙驱之于外，真武汤镇之于内，再以倍术丸以燥之，五苓散以利之，桂苓术甘汤以化之，可以收功矣。饮之甚者，邪伏于背俞高处，内与中气相通，外与表气相接，故邪动即大队俱起，势如伏兵。此当表里并治，宜小青龙汤，又木防已去石膏加芒硝茯苓汤治之；又当上下分治，喘不能息，气闭于上也，宜葶苈大枣泻肺汤主之；腹满肠间有水，气闭于下也，宜防已椒目葶苈大黄丸主之；如饮甚内痛，必用十枣汤之峻，方可捣其巢穴，此治饮之大略也。又当察其人之虚实，以为用药轻重缓急之准。

叶天士曰：饮为阴邪，非离照当空，氛雾焉能退避？若以地黄、五味阴药附加其阴，则阴霾冲逆肆空，饮邪滔天莫制，宜附子、人参、茯苓、大枣，配生姜汁除阴维阳为妙。

次孙男心兰按：叶天士此论，为饮证之虚者而言。

又仲师云：微饮气短，苓桂术甘汤主之，肾气丸亦主之，此二句可为治虚饮之法。

仲景治痰饮咳嗽诸方，列喘证门，宜细心研究。

倍术丸

白术炒，二两　桂心　干姜炒，各一两

蜜丸桐子大，每服二十丸，米饮下，加至三十五丸，食前服。

小青龙汤　五苓散方各见《伤寒》

木防己汤方见《金匮》　开三焦水结，通上中下之气属虚者。

木防己去石膏加茯苓芒硝汤　水邪实结，愈而复发。

防己椒目葶苈大黄丸　腹满、口舌干燥、肠间有水气。

程氏曰[1]：防己、椒目导饮于前，清者从小便而出；大黄、葶苈推饮于后，浊者从大便而下。此前后分消，则腹满减而水饮行，脾气转而津液生矣。

肾气丸

苓桂术甘汤　治胸胁支满、目眩，并治饮邪阻滞心肺之阳，令呼气短。

甘遂半夏汤　治饮邪流连不去，心下坚满。

程氏曰：留者行之，用甘遂以决水饮；结者散之，用半夏以散痰饮。甘遂之性直达，恐其过于行水，缓以甘草、白蜜之甘，坚以芍药之苦。虽甘草、甘遂相反，而实以相使，此苦坚甘缓约之之法也。《灵枢经》曰：约方犹约囊[2]，其斯之谓与。

尤氏曰[3]：甘草与甘遂相反，而同用之者，盖欲其一战而留饮尽去，因相激而相成也。白芍、白蜜，不特安中，亦缓毒药耳。

十枣汤　治悬饮内痛。亦治支饮。

大青龙汤　治溢饮之病属经表属热者，宜此凉发之。

---

〔1〕程氏：清代著名医学家程国彭，安徽歙县黄山人，著有《医学心悟》《外科十法》等。

〔2〕约方犹约囊：诊断与治疗的方法。扼要地归纳问题，好像是把一个袋子的口束缚起来。

〔3〕尤氏：清初名医尤在泾，著有《金匮要略心典》《金匮翼》《伤寒贯珠集》等书。

泽泻汤　支饮虽不中正，而迫近于心，饮邪上乘清阳之位，其人若冒眩。冒者，昏冒而神不清，如有物冒蔽之也；眩者，目眩转而乍见眩黑也。宜此汤主之。

厚朴大黄汤　治支饮胸满。支饮，原不中正，饮盛则偏者不偏，故直驱之从大便出。

葶苈大枣泻肺汤　治支饮不得息。

小半夏汤各方见《金匮》　治心下支饮，呕而不渴。

茯苓饮《外台》　治积饮既去，而虚气塞满其中，不能进食。

此证最多，此方最妙。

茯苓　人参　白术各一钱五分　枳实二钱　桔皮一钱二分五厘　生姜二钱

水二杯，煎七分服，一日三服。

三因白散方见《三字经》

梨藕汁膏　治痰嗽诸虚，奇验如神。

梨汁　藕粉　萝卜汁　生姜　人乳　白糖　砂糖　童便各四两

将八味放磁瓶内，用炭火熬煎至一斤为止，每日空心百滚汤调下四五钱，服完即愈。能常服则精神强健，永无虚损。

款冬冰糖汤　治小儿吼嗽〔1〕，并大人咳嗽方。

款冬花三钱　晶糖五钱

将二味放茶壶内，泡汤当茶吃，自然渐愈。

海浮石滑石散　治小儿天哮〔2〕，一切风湿燥热，咳嗽痰喘；并治大人等证。

海浮石　飞滑石　杏仁各四钱　薄荷二钱

上为极细末，每服二钱，用百部煎汤调下。

人参冬梨方　治痰火骨蒸、吐血不足之证，重十服八服即愈。

人参　天冬　麦冬各一钱五分　茯苓五分　杏仁二枚，去皮尖　红枣二枚，去核　莲子六枚，去皮心　人乳三匙　白蜜三匙　大甜梨一个，铜刀挖去心

〔1〕吼嗽：哮喘咳嗽。

〔2〕天哮：自幼即患哮喘病称天哮。

将前药制碎，纳梨内，仍以梨盖盖之，用绵纸封固，饭上蒸熟。日间吃其药，临卧吃此梨。

青黛蛤粉丸 治咳嗽吐痰，面鼻发红者，一服即愈，其效如神。

青黛水飞极细，晒干，再研用三四钱 蛤粉三钱

二味炼蜜为丸如指头大，临卧口噙三丸。

枇杷蜜汤 治痰火。

用枇杷五十叶去毛，水五十杯，煎至五六杯，再重汤炖至三四杯，每药三茶匙，冬蜜一茶匙调下。

姜糖汤各方见《种福堂》[1] 治老人上气喘嗽不得卧。

生姜汁五两 黑砂糖四两

用水煎二十沸，时服半匙，渐渐咽之。

五味子汤 治伤燥，咳唾中有血，牵引胸胁痛，皮肤干枯。

五味子五分，研 桔梗 甘草 紫菀茸 竹茹 桑根皮 续断各一钱 生地二钱 赤小豆一撮

上九味，水煎空心服。《秘旨》加白蜜一匙[2]。

长孙男心典按：赤豆易生扁豆五钱，囫囵不研，最能退热补肺，但有寒热往来忌之，去续断、赤豆、地黄，加葳蕤，门冬、干姜、细辛，亦妙。

麦门冬汤各见《千金》 治大病后火热乘肺，咳唾有血，胸膈胀满上气，羸瘦，五心烦热，渴而便秘。

麦冬二钱，去心 桔梗 桑根皮 半夏 生地 紫菀茸 竹茹各一钱 麻黄七分，去根节 甘草五分，炙 五味子十粒，研 生姜一片

上十一味，水煎，空心服。

〔1〕《种福堂》：即《种福堂公选良方》，原著者清代叶桂。
〔2〕《秘旨》：指虞天益所著的《制药秘旨》。

喘促

喘证最重而难医。吾观庸医凡遇喘证，必投苏子降气汤一二剂；不愈，即用贞元饮治之；不愈，即加沉香、黑铅、磁石、牛膝之类，曰：吾遵景岳法施治，无如其病深弗效也。斯说也，倡之于某老医，今已传为成矩，诚可痛恨！余即以景岳之说正之。景岳曰：喘有虚实。实者胸胀气粗，声高息涌，膨膨然若不能容，惟呼出为快也。论中未尝不以风寒燥火怒气痰饮分别而治之。又曰：虚喘者，慌张气怯，声低息短，皇皇然若气欲断，提之若不能升，吞之若不能降，劳动则甚，但得引长一息为快也。论中未尝不以老弱久病、脾肺肾脏大虚及血后汗后、妇人产后等证，胪列而分治之[1]。其中不无语病者，盖未研究《伤寒论》《金匮》之旨，而徒涉猎医书，无怪其有肤浅处，有似是而非处也。余俯从时好，即景岳虚实两语而参以古法，罗列经方及妥当时方，以为临证择用。

实喘方

越婢加半夏汤　咳而上气，此为肺胀，其人喘，目如脱，脉浮大者。

小青龙汤　肺胀咳而上气，心下有水气，脉浮者。

桂苓五味甘草汤

小青龙虽治寒饮咳嗽上气之良方，而下虚之人不堪发散，动其冲气。急用桂苓伐肾邪，五味敛肺气，以戢其火[2]，甘草调中气，以制其水。

桂苓五味甘草加姜辛汤方各见《金匮》

既藉桂苓之方，下其冲气，而反更咳胸满者，是寒饮贮胸。虽用桂而邪不服，嫌其偏于走表而去之，加干姜、细辛，取其大辛大热，以驱寒泄满也。

《金匮》法：前证兼冒而呕者，加半夏以驱饮，名桂苓五味甘草去桂加干姜细辛半夏汤；前证兼形肿者，是肺气滞而为肿，加杏仁利之，名苓甘

[1] 胪（lú 炉）列：陈列。

[2] 戢（jí 即）：敛藏，止息。

五味加姜辛半夏杏仁汤；前证又兼面热如醉，此为胃热上冲其面，加大黄三钱以利之，脉气不利，滞于外而形肿，滞于内而胃热，既以杏仁利其胸中之气，复以大黄利其胃中之热。名苓甘五味加姜辛半夏大黄汤。

徐忠可曰[1]：仲景数方，俱不去姜辛，即面热亦不去姜辛，何也？盖以姜辛最能泄满止咳，凡饮邪未去，须以此二味刻刻预防也。

桂枝加厚朴杏仁汤方见《伤寒》　喘家主之。太阳病下之，微喘，以此解表。

射干麻黄汤　咳而上气，喉中作水鸡声者。

皂荚丸　咳逆上气，时时唾浊，但坐不得眠。稠痰粘肺，非此方不能清涤稠痰矣。

葶苈大枣泻肺汤　肺因支饮满而气闭，气闭则呼吸不能自如，此方苦降以泄实邪。

十枣汤　支饮家咳烦，胸中痛者。

喻嘉言曰：五饮之中，独膈上支饮最为咳嗽根底。外邪入而合之固嗽，即无外邪，而支饮渍入肺中，自令人咳嗽不已。况支饮久蓄膈上，其下焦之气逆冲而上者，尤易上下合邪也。夫以支饮之故，而令外邪可内，下邪可上，不去支饮，其咳嗽终无宁候矣。

麦冬汤方各见《金匮》　火逆上气，咽喉不利。止逆下气，此方主之。

泻白散　治肺火喘嗽。

四磨饮　治七情气逆而为咳，并治一切实喘。

苏子降气汤方各见《时方》　治痰嗽胀满喘促，上盛下虚。

紫苏汤《圣济》　治卒气短。

紫苏四钱　陈皮一钱　红枣二枚

水酒煎服。

虚喘方

加味六君子汤　治肺脾虚寒，痰嗽气喘。

人参　白术炒　茯苓　半夏各二钱　陈皮　甘草炙　干姜各一钱　细辛八分　五味七分

[1] 徐忠可：清代医学家徐彬，著有《金匮要略论注》。

水煎服。

参附汤 治元气虚脱，手足逆冷，汗出不止，气短欲绝。

愚按：此上中下俱脱之证。若中焦脾气脱者，以白术一两代人参，名术附汤。上焦肺气脱者，以炙黄芪一两代人参，名芪附汤；但黄芪轻浮，必加麦冬三钱，五味一钱以纳之。下焦肾气脱者，以熟地黄一两代人参。但熟地性滞，非痰所宜，且功缓，非急证所倚，须加茯苓四钱导之，方为稳当。观仲景茯苓甘草汤、茯苓桂枝白术甘草汤、真武汤三方，皆以茯苓为君，皆治汗出不止。盖以汗之大泄，必引肾水上泛，非茯苓不能镇之。此以平淡之药，用为救逆之品，仲景之法，所以神妙也。

黑锡丹 治脾胃虚冷，上实下虚，奔豚，五种水气，中风痰潮危证。

喻嘉言曰：凡遇阴火逆冲，真阳暴脱，气喘痰鸣之急证，舍此丹再无他法之可施。予每用小囊佩带随身，恐遇急证不及取药，且欲吾身元气温养其药，藉手效灵，厥功历历可纪。

徐灵胎曰：镇纳元气，为治喘必备之药，当蓄在平时，非一时所能骤合也。

六味丸方各见《时方》 治肾阴虚不能纳气者，加麦冬五钱，五味一钱。

肾气丸方见《金匮》 治肾阳虚不能纳气。

全真一气汤《冯氏锦囊》[1] 治上焦虚热，下焦虚冷，此方清肃在上，填实在下之法。

熟地一两 人参一二三钱或一两，另炮调复 麦冬 牛膝各二钱 冬白术炒，三钱 五味七分 附子一钱，须重用

水煎服。

枸杞汤方见《时方》 治气短。

贞元饮见《三字经》 余推景岳制方之意，以气为阳，血为阴。大汗、亡血、产后及热病之后，血虚则气无附丽，孤阳无主，时见喘促，故以此饮济之缓之。其要旨在“济之缓之”四字。今人顺口读过，便致许多误事。盖阴血枯竭，最喜熟地之濡润以济之，犹恐济之不及济，故加当归以助其济之之力。呼吸

〔1〕《冯氏锦囊》：清代冯兆张所撰《冯氏锦囊秘录》。

气促，最宜甘草之大甘以缓之，犹恐缓之不能缓，故用至二三钱，以成其缓之功。

熟地三五钱至一两　当归　炙草各二、三钱

水煎服。

长孙男心典按：气为夫，血为妻，无妻夫必荡，自然之势也。此方补血为主，使气有归附，渐渐而平，缓剂也。今人于真阳暴脱、气喘痰涌危证，不知议用附子汤、真武汤及黑锡丹等药，而以贞元饮投之，则阴霾冲天，痰涎如涌，顷刻死矣。

此方入经，不能入肾，不可不知。

真武汤　治水气咳呕，小便不利，四肢肿，腹痛。

次男元犀按：以上治喘等方，多主水饮，因仲景云“短气皆属饮”一语，悟出无数方法，药到病瘳，指不胜屈，方知取法贵上也。

真武为北方水神之口，汤者藉以镇水也[1]。附子辛热，壮肾之元阳，则水有所主；白术之温燥建中土，则水有所制；附子得生姜之辛散，于补水中寓散水之意，白术合茯苓之淡渗，于制水中寓利水之道；尤妙在芍药之苦降，以收真阳之上越。盖芍药为春花之殿[2]，交夏而枯，藉其性味，亟令阳气归根于阴也。

附子汤方各见《伤寒》　此方即真武汤去生姜加人参，其补阳镇阴，分歧只一味与分两略殊。学者读古人书，必于此处究心，方能受益。

《金匮》云：气短有微饮，当从小便去之，苓桂甘术汤主之，肾气丸亦主之。

喻嘉言曰：饮邪阻碍呼吸，故气短，但呼吸几微之介不可辨。若呼之气短，

〔1〕真武为北方水神之口，汤者藉以镇水也：此句商务印书馆版作“真武为北方之水神，以之名汤者，藉以镇水也”。真武又称玄武，传说中北方太阴之神，形似龟蛇，为“斗、牛、女、虚、危、室、壁”七宿中“虚、危”两宿。北方，代表肾。水神即雨师，亦谓肾之神，肾属水。

〔2〕春花之殿：芍药的花期在春末以后，故称为春花之殿。殿，是排列在最后的意思。

是心肺之阳有碍，宜苓桂术甘汤以通其阳，阳气通则膀胱之气窍利矣。若吸之气短，是肝肾之阴有碍，宜肾气丸以通其阴，阴通则少阴之关开矣。按气短分及呼吸，其旨微矣。

脉息

宜浮滑，忌短涩。

景岳曰：微弱细涩者，阴中之阳虚也；浮大弦芤，按之全虚者，阳中之阴虚也。微弱者顺而易医，浮空者险而难治。

哮　症

《圣济总录》曰：呷嗽者[1]，咳而胸中多痰，结于喉间，与气相系，随其吸呼，呀呷有声，故名呷嗽。宜调顺肺经，仍加消痰破饮之剂。

次男元犀按：痰饮咳嗽喘证，俱宜参看。

射干丸方见前用　治久呷嗽，喉中作声，发即偃卧不得。

杏仁丸《圣济》　治呷嗽有声。

杏仁去皮尖　甘草炙，各一两　大黄蒸　牙硝熬，各五钱[2]

共为末，炼蜜丸如桐子大，空心姜汤送下二十丸。

紫菀杏仁煎《圣济》　治肺脏气积，呷嗽不止，因肺虚损，致劳疾相侵，或胃冷膈上热者。

紫菀　酥[3]各二两　贝母　姜汁各三两　大枣去皮核，半斤　五味　人参　茯苓　甘草　桔梗　地骨皮洗，各一两　白蜜一斤　生地汁六两

共末，与蜜、生地汁同煎百沸，器盛三五次，成饴煎，仰卧含化一匙，日二服。

[1] 呷嗽：哮喘病痰鸣咳喘称为呷嗽或呀呷。
[2] 牙硝：即芒硝。
[3] 酥：人乳、牛乳所炼的油称为酥。

惊悸

有所触而动曰惊，无所触而动曰悸，凡怔忡瞤惕，皆其类也。高鼓峰曰[1]：此心血少也，起于肾水不足，不能上升，以致心火不能下降，大剂归脾汤去木香，加麦冬、五味、枸杞，吞都气丸。杨乘六云[2]：治怔忡大法，无逾此旨。如怔忡而实，挟包络一种有余之火，兼痰者，则加生地、川贝母、黄连之类以清之。

胡念斋曰[3]：虽缘心血不足，然亦有胃络不能上通者，有脾脉不能入心者，有宗气虚而虚里穴动者，有水气凌心者，有奔豚上乘者，治法不甚相远，惟水气与奔豚，当另法治之。

孙男心典按：水气凌心，轻则用小半夏加茯苓汤以泄之，重则用茯苓甘草汤安之，再重则用真武汤镇之，奔豚用桂枝汤加桂主之，或以茯苓桂枝甘草大枣汤主之。

脉息

不论浮沉迟数虚实大小，最忌促结代散。

方药

桂枝加桂汤　茯苓桂枝甘草大枣汤

王晋三曰[4]：肾气奔豚，治宜泄之制之。茯苓、桂枝通阳渗泄，保心气以御水凌；甘草、大枣补土以制水泛；甘澜水缓中而不留[5]，入肾而不著，

---

〔1〕高鼓峰：清代医家，字旦中，浙江鄞县人，著有《医家心法》《四明心法》《四明医案》。学术渊源宗薛己、赵献可一派。

〔2〕杨乘六：清代医家，名云峰，辑评《医宗已任编》《临证验舌法》。

〔3〕胡念斋：清代医家。

〔4〕王晋三：王子接，清代医家，著有《古方选注》等书。

〔5〕甘澜水：即劳水，把水放在盆内，用瓢将水扬起来，倒下去，如此多次，看到水面上有无数水珠滚来滚去便是。

不助水邪，则奔豚脐悸之势缓。是汤即茯苓甘草汤，恶生姜性升而去之，其义深切矣。

小半夏加茯苓汤方见《金匮》　**真武汤**方见《伤寒》

都气丸　即六味丸加五味子一两。见《实在易》[1]。

归脾加栀子丹皮汤方见《时方》　即归脾汤加山栀、丹皮各一钱。

〔1〕《实在易》：即陈修园著的《医学实在易》。

血　证

朱丹溪云：血随火而升降。凡治血证，以治火为先。然实火虚火，灯烛之火，龙雷之火，不可不辨。

何谓实火？外受风寒，郁而不解，酝酿成热，以致大吐大衄，脉浮而洪，或带紧，宜用苏子降气汤加荆芥、茜草根、降真香、玉竹之类以解散之。如风寒郁而不解以成内热，或阳脏之人素有内火，及酒客蕴热大吐大衄，脉洪而实，或沉而有力，宜犀角地黄汤、黄连解毒汤以凉泻之。四生丸虽是止血通套药，然止血之中兼有祛瘀生新之妙，所以可用。今人于此证，不敢用大苦大寒之品，而只以止血套药，如黑栀子、白芨末、百草霜、三才汤加藕节之类，似若小心，其实姑息容奸，酿成大祸。止血而不去瘀，则瘀血停滞，而为发热咳嗽，皮肉甲错，成干血痨症，仲景所以有䗪虫、水蛭、虻虫、大黄之治法。盖此证火势燎原，车薪之火，非一杯之水所可救。芩连栀柏及大黄之类，补偏救弊，正在此时。俟火势一平[1]，即以平补温补之药维之，所谓有胆由于有识也。凡此之类，俱宜釜下抽薪，而釜中之水，无沸腾之患矣。

四生丸　苏子降气汤

何谓虚火？劳疫饥饱过度，东垣谓之内伤，以补中益气汤主之。思虑伤脾，倦怠少食，饥肉瘦削，怔忡不寐，薛立斋以归脾汤主之。东垣云：火与元气不两立，元气进一分，则火退一分，所谓生芪甘草为泻火之良药是也。此证吐血咳血，必积渐而来，以至盈盆盈斗，脉必洪大，而重按指下全空，必以前汤及当归补血汤峻补其虚，虚回而血始止。况血脱益气，古训昭然，脱血至盈盆盈斗，若用柔润之药，凝滞经络，鲜克有济，必以气分大补之品，始可引其归经，此余屡试屡验之法也。又有脉细小而手足寒冷，腹痛便滑，此虚寒之证，《仁斋直指》所谓阳虚阴必走是也，以理中汤加木香、当归主之。若泥于诸血属火之说，而用凉血止血套药，止而复来，必致不起，可不慎哉！

〔1〕俟（sì 四）：等待。

补中益气汤　归脾汤

次男元犀按：白芍易木香，是高鼓峰法，从建中汤得来，妙不可言。或加五味五分，麦冬二钱；血不止，加栀子、茜草各一钱。

当归补血汤

以上三方，宜因证加减。如血不止，外以白芨三钱，藕节三钱，研末，以药汁送下三钱即止。盖凡药必由胃而传化诸经，而此散能直入肺窍而止血也；或另用童便送下四钱，亦妙。

何谓灯烛之火？人身阴阳，曰水曰火，水火之宅，俱在两肾之中。如先天不足，肾水素虚，又兼色欲过度，以竭其精，水衰则火亢，必为咳嗽吐血咳血等证，其脉浮虚而数，或涩而芤，外证干咳骨蒸，口舌生疮，小便赤短，如灯烛之火，油尽而自焚。治之之法，忌用辛热，固不待言，即苦寒之品，亦须切戒。盖以肾居至阴之地，若用寒凉，则孤阴不生，而过苦之味，久而化火，俱非阴虚证所宜也；须用甘润至静之品，补阴配阳。赵养葵云：灯烛之火，杂一滴水则灭[1]，指苦寒之物，惟以六味丸养之以膏油。余每于水虚火亢之重证，用大补阴丸，多收奇效。

大补阴丸方各见《时方》

此方滋阴降火，能治六味丸所不能治之证，勿以知柏之苦寒而疑之也。余向亦不能无疑，后读《名医方论》[2]，极有发挥，遂信用之。

何谓龙雷之火？肾中相火不安其位，以致烦热不宁，舌燥口渴，为吐血、咳血、衄血等证。其脉两寸洪大，过于两关；两关洪大，过于两尺；浮按洪大，重按濡弱如无。宜用景岳镇阴煎、冯氏全真一气汤、七味丸、八味丸主之。盖龙雷之火，得雨而愈炽，惟桂附辛热之药，可以引之归原，所谓同气相求

〔1〕灯烛之火，杂一滴水则灭：赵养葵在《论五行各有五》篇中曰："若有阴虚火旺者，此肾水干枯而火偏盛，宜补水以配火，亦不宜苦寒之品以灭火，壮水之主以镇阳光，正此谓之。如灯烛火，亦阴火也，须以膏油养之，不得杂一滴寒水，得水即灭矣。"水，苦寒的意思，即虚火不宜用苦寒之品治之。

〔2〕《名医方论》：即《古今名医方论》，清代翁藻辑。

是也[1]。

镇阴煎《景岳》[2] 治阴虚于下，格阳于上，则真阳失守，血随而溢，以致大吐大衄，六脉细脱，手足厥冷，危在顷刻。

熟地一二两 牛膝 泽泻各二钱 附子 肉桂 炙草各一钱

水煎温服。如热甚喉痹[3]，以水浸冷服。此方使孤阳有归，则血自安。

八味丸方见《时方》 去附子名七味。

全真一气汤《冯氏》 滋阴降火之神方。

熟地一两 冬白术人乳拌，蒸晒二三钱 麦冬三钱 附子一钱 牛膝二钱 五味八分 人参二三钱或七八钱，用开水另炖调入

水煎服。

咳血、唾血、衄血，方书分别肺胃等证，何庸陋之甚也。凡吐血、衄血、下血，一切血证，俱不必琐分，惟认其大纲，则操纵自如。

下血之方甚多。火盛者，以苦参子九粒，或十四粒，去壳取仁，勿破，以龙眼肉包好，开水送下甚效。又于血证诸方中，择其应用者，再加槐花、地榆各三钱，黄芩一钱为使。

下血证属火固多，而虚寒亦复不少，宜以景岳寿脾煎或圣术煎加黑姜服之；又常服黑地黄丸甚妙。仲景以先便后血为远血，用黄土汤；先血后便为近血，用赤小豆当归散，神验。

黄土汤 治下血，并治吐血衄血如神。

赤小豆散方各见《金匮》 治下血，先血后便为近血。

又妇人血崩方，不外惜红煎加减；如未效，即宜大温大补，黄芪、白术可用二、三两，附子可用至三、五钱方效。惜红煎见妇人门。

又男妇尿血，不痛为尿血，痛为血淋。以六味汤加血余灰一两，煎好，入

---

〔1〕同气相求：同一类事物相求。《周易·乾卦》有“同声相应，同气相求，如水流湿，火就燥”之说。

〔2〕《景岳》：指《景岳全书》。

〔3〕喉痹：喉部气血瘀滞而痹阻的病变，证见咽喉肿痛，阻塞不利，吞咽不利，甚则吞咽难下。

生藕杵汁服。亦有气虚者，当归补血汤为主；挟热者，加竹叶、栀子主之；挟寒者，加附子主之。

脉息

失血脉芤，或兼涩象，转紧转危；渐缓渐愈；虚微细小，元气不支；数大浮洪，真阴不足；双弦紧急，死期可决。

喻嘉言龙雷之火论

龙雷之火，潜伏阴中，方其未动，不知其为火也。及其一发，暴不可御，以故载血而上溢。盖龙雷之性，必阴云四合，然后遂其升腾之势。若天清日朗，则退藏不动矣。故凡凉血清火之药，皆以水制火之常法，施之于阴火，未有不转助其虐者也。吾为大开其扃[1]，则以健脾中之阳气为一义。健脾之阳，一举有三善也：一者，脾中之阳气旺，如天晴日朗，而龙雷潜伏也；一者，脾中之阳气旺，而胸中窒塞之阴气，则如太空不留纤翳也[2]；一者，脾中之阳气旺，而饮食运化精微，复生其已竭之血也。况乎地气必先蒸土为湿，然后上升为云；若土燥而不湿，地气于中隔绝矣，天气不常清乎？古方治龙雷之火，每用桂附引火归元之法；然施之于暴血之证，可暂不可常。盖已亏之血，不能制其悍，而未生之血，恐不可滋之扰耳。究而论之，龙雷之火全以收藏为主，以秋冬则龙雷潜伏也；用收藏药不效，略用燥烈为响导，以示同气相求之义则可。即已收藏，岂敢漫用燥烈呼？夫大病须用大药，大药者，天地春夏，而吾心寂然秋冬是也。昔人“逃禅”二字甚妙[3]，夫禅而名之曰逃，其心境为何如哉？学者遇此证，必以崇土为先，土厚则浊阴不升，而血患自息。万物以土为根，元气以土为宅，不可不亟讲矣[4]。

〔1〕扃（jiǒng 炯）：门户。

〔2〕纤翳：纤细的白膜覆盖着眼睛。

〔3〕逃禅（chán 缠）：逃出禅戒。杜甫《饮中八仙歌》：“苏晋长斋绣佛前，醉中往往爱逃禅。”仇兆鳌注：“逃禅犹云兆墨逃杨，是逃而出，非逃而入，醉酒而悖其教，故曰逃禅。”

〔4〕亟（qì 气）：屡次，多次。

荸荠酒饮 治大便下血。

荸荠捣汁半钟，将好酒半钟冲入，空心温服。

旱莲丸 治大便下血虚弱者。

旱莲草阴干为末，以槐花煎汤，调炒米粉，糊丸如梧桐子大。每日服五钱，以人参五分煎汤下，二服即愈。

牛膝酒煎 治男子茎中痛，及妇人血结少腹痛。牛膝一大握，酒煮饮之。

旱莲车前汁各方见《种福堂》 治小便下血。

旱莲草 车前子各等分

将二味捣自然汁，每日空心服一杯。

桂扁猪脏饮《种福堂》 治大便下血，日夜数次，历年久病，服之立愈。雄猪脏一条，洗净，桂圆肉二两，鲜白扁豆花四两。将二味捣烂，用白糯米拌和，装入猪脏内，两头扎住，砂锅内炖烂，忌见铁器。然后将人中白炙脆，研末蘸吃，用酱油蘸吃亦可，不论吃粥吃饭，空心皆可吃，吃四五条即愈。

甘草青盐丸 治大便下血。

甘草一斤 青盐四两

将甘草研细末，用滚水冲入青盐，将青盐水炼甘草末为丸，如梧桐子大，早晚服之，无不见效。

甘草干姜汤

理中汤方各见《伤寒》 加木香、当归各等分。

泻白散方见《时方》

卷三

遗　精

梦而遗者，相火之强也，宜用龙胆泻肝汤送下五倍子丸二钱。《经》云：厥气客于阴器，则梦接内。盖肝主疏泄，相火鼓之，则肾虽有闭藏之权，亦拱手授之矣。不梦而遗者，心肾之虚也，以六味丸为主，煎补中益气汤送下，以升提之；或用心过度，心不能主令，而相火用事者，亦前丸为主，而兼用归脾汤。有命门火衰，元精脱陷，阳关不闭者，即用八味丸以壮阳气，使之涵乎阴精而不泄。此赵氏之法，本其师薛氏，实中庸之道也。至于景岳秘元煎、固阴煎、苓术菟丝煎，皆见症治症之方也。

张景岳云：精之藏制虽在肾，而精之主宰则在心。凡少年多欲之人，或心有妄想，外有妄遇，以致君火摇于上，相火炽于下，则水不藏而精随以泄。

诊法

《诀》云[1]：遗精白浊，当验之尺，结芤动紧，二症之的。《正传》云[2]：两尺洪数，必便浊遗精。

龙胆泻肝汤方见《时方》　治胁痛，口苦耳聋，筋痿阴湿[3]，热痒阴肿，白浊溲血。今借治梦泄，以肝实而火盛也。大苦大寒，不宜常服，加味逍遥

〔1〕《诀》：指宋代崔嘉彦著的《脉诀》。

〔2〕《正传》：明代医学家虞抟（字天民）所著的《医学正传》。

〔3〕筋痿：症见口苦，筋急而痉挛，阴茎弛缓不收，滑精等。本病由于肝气热，肝阴亏损，或过度耗损肾精，致使筋和筋膜失养。

散可以代之。

五倍子丸 治遗精甚效。

五倍子青盐煮，晒焙 茯苓各二两

蜜丸桐子大，每服二钱，日二服，空心盐汤送下，或以药汁送下。

又按：有梦而泄者，于补肾摄精中加莲子心一钱，生枣仁二钱，所以治其妄梦也，多效。又多梦者，神之乱也。龙为天地之神，故龙骨最能补神而治妄梦，合之牡蛎之咸寒，便能引火归原，《金匮》桂枝龙骨牡蛎汤最为神妙。莲须为标药中之神品。

桂枝龙骨牡蛎汤方见《金匮》 治男子失精，女人梦交。梦交，梦与男交合也。

按：虚羸浮热汗出者，除桂加白薇一钱，附子五分，名曰二加龙骨汤。方见《时方》。

秘元煎《景岳》 主治心脾。

远志八分 山药 芡实 枣仁炒，各二钱 白术炒 茯苓各一钱五分 炙草一钱 人参一二钱 五味十四粒 金樱子去核，二钱

水煎服。有火觉热者，加苦参一、二钱；气大虚者，加黄芪二、三钱。

固阴煎 主治肝肾。

人参随宜 熟地三、五钱 山茱萸一钱五分 远志七分 山药炒，二钱 菟丝子炒香，三钱 五味十四粒 炙草一、二钱

水煎服，或加金樱子三钱。

苓术菟丝子煎 主治脾肾。

茯苓 白术米泔洗，炒 莲子肉各四两 五味酒蒸 山药炒，各二两 杜仲酒炒，三两 炙草五钱 菟丝子制，一两

共研细末，用陈酒糊丸，桐子大，空心滚汤下百余丸。气虚不摄精加人参四两。

张石顽曰：梦遗为肝热胆寒，以肝热则火淫于外，魂不内守，故多淫梦失精，或时心悸。肥人多此，宜清肝，不必补肾，温胆汤加人参、茯苓、枣仁、莲肉。又曰：梦遗多是阴虚火气用事，苟非确系阳虚，桂、附、鹿茸

等助阳之药慎勿轻用；非确系气虚，参、术、远志辈益气之药不可漫施。试观梦遗必在黎明阳气发动之时，其为阴虚阳扰可知矣。

沈芊绿云[1]：心藏神，肝藏魂，肾藏精，梦中所主之心，即心之神也；梦中所见之形，即肝之魂也；梦中所泄之精，即肾之精也。要之，心为君，肝肾为相，未有君火动而相火不随之者。当先治其心火，而后及其余，宜黄连清心饮、茯苓汤加减。

黄连清心饮

黄连　生地　甘草　当归　人参　茯神　枣仁　远志　莲子各等分

水煎服。

茯神汤

茯神　远志　菖蒲　茯苓　黄连　生地　当归　甘草　莲子　枣仁　人参随时加减

水煎服。

文蛤津脐膏　治遗精。用文蛤研细末[2]，用以女儿津调贴脐内，立止。

思仙丹各见《种福堂》　治阴虚火动梦遗神方。

莲须　石莲肉去肉青翳并外皮　芡实各十两，去壳

上为末，再以金樱子三斤去毛、子，水淘净，入大锅内水煎，滤过再煎，加饴糖和匀前药，丸如桐子，每服七、八十丸。

封髓丹　治遗精。

炒仁一两　黄柏三两　甘草炙，七钱

共末，炼蜜丸。

四君子汤方见《时方》　原方加龙骨、牡蛎、莲须。

温胆汤　即二陈汤加竹茹三钱，枳实八分。

〔1〕沈芊绿：清代医学家沈金鳌，号汲门，晚号尊生老人，著有《沈氏尊生书》30卷，流传较广。

〔2〕文蛤：即海蛤，性味咸平无毒，能止烦渴，利小便。

赤白浊

浊者，浑浊之谓也。方书多责之肾，而余独求之脾。盖以脾主土，土病湿热下注，则为浊病；湿胜于热则为白，热胜于湿则为赤。治之之法，不外导其湿热，湿热去而浊自清矣，苍白二陈汤加黄柏、石菖蒲、萆薢主之。久患不愈，宜求之肾，以二妙地黄丸与萆薢分清饮间服。又《内经》云：中气虚而溺为之变，宜四君子汤、补中益气汤加减主之。又有命门火衰，气不摄精，致败精为浊，宜以八味温其命火，加菟丝子、车前子导其败精。总之，浊出精窍，与淋出溺窍者不同，病之稍久，宜固肾不宜利水，此要旨也。茯菟丸、水陆二仙丹之类皆固肾药。

苍白二陈汤

苍术盐水炒　白术　茯苓　半夏各二钱　陈皮　甘草　黄柏各一钱　萆薢三钱　石菖蒲八分

水煎，空心服。如赤浊，加连翘一钱五分，丹参二钱，莲子心五分；如脉弦、胁痛，为肝火，加龙胆草、栀子各一钱；如口渴、气喘、脉涩，是为肺火，加麦冬三钱，桑白皮，紫菀各二钱五分；如咽痛、脉沉，为肾火，加元参三钱。

次男元犀按：此方妙在半夏升清降浊，熟读《本草经》者自知。

二妙地黄丸冯氏《锦囊》

熟地四两　山茱萸　苍术盐水炒　山药各二两　茯苓　丹皮　泽泻　黄柏秋石水浸炒，各一两五钱

蜜丸桐子大，每服三、五钱，日二服，盐汤下。或加牡蛎二两，益智仁一两，菟丝子一两，车前子七钱。

萆薢分清饮方见《时方》　治真元不固，赤白浊。

将军蛋方　治白浊，兼治梦遗。

生大黄三分，研末　生鸡子一个

将鸡子顶尖上敲破一孔，入大黄末在内，纸糊炊熟，空心吃之，四、

五朝即愈。

龙牡菟韭丸 治色欲过度，赤浊白浊，小水长而不痛，并治妇人虚寒，淋、带、崩漏等症。

生龙骨水飞 牡蛎水飞 生菟丝粉 生韭子粉

上四味，各等分，不见火，研细末，干面冷水调浆为丸。每服一钱，或至三钱，晚上陈酒送下，清晨服亦可。

蚕砂黄柏汤 治遗精白浊有湿热者。

生蚕砂一两 生黄柏一钱

二味共研末，空心开水送下三钱，六、七服即愈。

白果蛋方 治白浊。

用头生鸡子一个，开一小孔，入生白果肉二枚，饭上蒸熟，每日吃一个，连吃四、五次即愈。

龙骨韭子汤 治遗精滑失。

白龙骨一两，研末 韭子炒，一合

上为末，空心陈酒调服三钱。

小菟丝石莲丸 治女痨疸及遗精白浊[1]、崩中带下诸证。

菟丝子五两，酒浸研 石莲肉二两 白茯苓一两，蒸

上为细末，山药糊为丸，桐子大，每服五十丸，加至一百丸，或酒或盐汤空心送下。如脚无力，木瓜汤下，晚食前再服。

龙莲芡实丸各见《种福堂》 治精气虚，滑遗不禁 .

龙骨 莲须 芡实 乌梅肉

各等分为末，用山药丸如小豆大，每服三十丸，空心米饮下。

〔1〕痨疸：商务印书馆版作“痨疸”，上海科学技术出版社版作“痨疸”，今改为“痨疸”。

癃闭、五淋

癃闭者，小便点滴不通，甚而为胀为肿，喘满欲死。五淋者，小便痛涩淋沥，欲去不去，欲止不止，有砂、膏、气、血、劳五种之分。

癃闭用利水之药，人所知也。若愈利而愈闭，胀闷欲死，宜治其本。《经》云：膀胱者，州都之官，津液藏焉，气化则能出矣。今小水点滴不能出，病在气化可知。桂性直走太阳而化气，此症实不可缺。阴虚不化，热逼膀胱，小腹胀痛，尺脉旺，宜服滋肾丸主之。阳虚不化，寒结膀胱，小腹不痛，尺脉弱，宜加减肾气丸主之。然犹恐未能即效，又有巧法以施，譬之滴水之器，闭其上而倒悬之，点滴不能下也，去其上之闭，而水自通流，宜以补中益气汤提之，即以此药再煮服尽，以手探吐，顷刻即通。而更有启其外窍，即所以开其内窍之法。麻黄力猛，能通阳气于至阴之下，肺主皮毛，配杏仁以降气，肺气下达州都，导水必自高原之义也，以八正散加此二味，其应如响。如夏月不敢用麻黄，恐阳脱而汗漏不止，以苏叶、防风、杏仁三味等分，水煎温服，复取微汗，而水即利矣。此张隐庵治水肿验案[1]。虚者，以人参、麻黄各一两煎服，神效。此卢晋公验案[2]。如汗多不任再散者，即以紫菀、桑白皮各三钱，麦冬五钱，加于利水药中，或加于升提药中亦效，此李士材验案[3]。皆下病上取之法也。治水肿者，可遵其法，以治其标，即以六君子汤去甘草，加苍术、厚朴、炮姜、附子以扶脾气，以复元气。

淋症有五，方治甚多，而总不外于蕴热，统以景岳大分清饮主之。

石淋，下如沙石，合益元散更加琥珀，或石首鱼头内石子五六个，研

---

〔1〕张隐庵：清代著名医学家张志聪，浙江钱塘人。著有《侣山堂类辨》《本草崇原》《伤寒论集注》等书。

〔2〕卢晋公：名之颐，字繇生，明代医家，著有《摩索金匮》《学古诊则》《伤寒金镜疏妙》等书。

〔3〕李士材：明代医学家（1588—1655），名中梓，著有《内经知要》《医宗必读》等书。

末调下。膏淋，下如膏脂，加萆薢、海蛤粉各二钱，石菖蒲八分。气淋，气滞不通，脐下烦闷胀痛，加荆芥二钱，香附、生麦芽各一钱；不愈，再加升麻，或用吐法。血淋，瘀血停蓄茎中，割痛难忍，加牛膝、生地、当归、桃仁各三钱，红花、川芎各一钱；不愈，另用牛膝膏。劳淋，从劳役而得，气化不及州都，本方合补中益气汤同煎服。

以上五淋，俱属蕴热所致。又有一种名曰冷淋，四肢口鼻冷，喜饮热汤，以加味肾气汤主之。更有过服金石热药，败精为淋，与老人阳已痿，而思色以降其精，则精不出而内败，以致大小便牵痛如淋，愈痛则愈便，愈便则愈痛，宜前饮加萆薢、菟丝子、石菖蒲、远志以导之，后服六味丸。

脉息与遗精、白浊同。

宜浮大，忌沉细。

方药

滋肾丸　治小便点滴不通，及治冲脉上逆喘呃等证。

补中益气汤各见《时方》　治一切气虚下陷。

加味肾气丸见水肿

大分清饮《景岳》

茯苓　泽泻　木通各三钱　猪苓　栀子或用　枳壳　车前子各一钱　或加甘草梢一钱

八正散《宝鉴》　治诸淋。

瞿麦　栀子　扁蓄　大黄　滑石　木通　车前子　甘草各一钱

加灯心一钱，水煎服。

牛膝膏　治死血作淋。

桃仁去皮尖　归尾各一钱　牛膝四两，酒浸一宿　白芍　生地各一两五钱

水十钟，微火煎至二碗，入麝香少许，四次空心服。如夏月，用凉水浸换此膏不坏。

附用诸方

栝蒌瞿麦丸方见《金匮》　小便不利者，有水气，其人若渴，此丸主之。

胞转方 治丈夫女人胞转，不得小便八九日者。

滑石一斤 寒水石一两，研 葵子一斤

以水一斗煮五升，服尽即利。

治石淋方 用车前子一升，绢袋；以水八升煮取三升，空心顿服之；须臾，当下石子，宿勿食，服之良。古之一升，今约略小茶钟一钟；古之一两，约略三钟。

治热淋方各见《千金翼》 用白茅根四斤，洗净，水一斗五升，煮取五升，每服一升，日三夜二。

治血淋方 用生芒根洗去皮[1]，五两，水六杯，煎三杯，每服一杯，一日三服。

治血淋方 用天青地白草五钱，水二杯，煎八分，空心服，一日两服。

田螺青盐膏 治中暑，大小便不通。用田螺三枚捣烂，入青盐三分，摊成膏，贴在脐下一寸，即愈。

独蒜栀子贴脐膏各见《种福堂》 治小便不通。

独囊大蒜一个 栀子二十一个 盐一匙

共捣，敷脐中，良久即通，若不通，敷阴囊上，即愈。

五淋汤 **龙胆泻肝汤**各见《时方》 治胁痛，口苦，耳聋，筋痿，阴湿，热痒阴肿，白浊溲血。

---

〔1〕芒根：商务印书馆版和上海科学技术出版社版作“苧根”，今改。

心痛

心痛即胃脘痛也。心为君主之官，本不受邪，若受邪而痛，是真心痛，手足青至节，朝作夕死。痛有九种，宜细辨而药之。

气痛 脉沉而涩，诸气郁滞及七情过用所致，宜二陈汤加沉香、乌药、百合主之。

加味二陈汤

半夏 乌药 茯苓各二钱 炙草七分 陈皮一钱 沉香五分 百合五钱或一两 生姜三片

水煎服。

百合合众瓣而成，有百脉一宗之象。其色白而入肺。肺主气，肺气降则诸气俱调。此医书所不载，余得之海外奇人，屡试屡效。或无沉香，即用紫苏叶一钱代之。

血痛 脉浮沉俱涩，其痛如刺，不可按扪，或寒热往来，大便黑，宜失笑散主之。见《时方》。 长孙男心典按：挟热者加栀子三钱，高良姜一钱，煎汤送下；寒者以肉桂一钱，煎汤送下。

痰痛（即饮痛） 脉滑，咳嗽，其痛游走无定，宜二陈汤加干薤白五钱、瓜蒌皮二钱主之。

火痛 脉数而实，口渴面赤，身热便秘，其痛或作或止，宜金铃子散见《时方》主之。如火盛者，用栀子二钱，川楝子（去核）、黄连、良姜、泽泻、丹参各一钱，香附一钱五分，水煎服。

冷痛 脉迟而微细，手足俱冷，其痛绵绵不休，喜用热手按者，宜桂附理中汤加当归二钱，以济其刚；木通一钱，以通其络。痛久则入络也。

虚痛（即悸痛） 脉浮而小细，或沉而短涩，其痛重轻相间，多日不愈，心悸，最喜摩按，得食小愈，饥则更痛，宜归脾汤加石菖蒲一钱，木香五分主之。

注痛　入山林古庙古墓及感一切异气而痛，其人语言错乱，其脉乍大乍小，左右手若出两人，宜平胃散加藿香二钱，入些少麝香服之。

虫痛　脉如平人，其痛忽来忽止，闻肥甘之味更痛，闻食而虫头上昂也。按摩稍止，虫惊而暂伏也。唇红，舌上有白花点，年力壮者，以景岳扫虫煎主之；虚弱者，以理中汤去甘草，加乌梅二枚，川椒一钱五分，吴茱萸、黄连、肉桂各一钱，当归二钱主之。

食痛　食积停滞，嗳腐吞酸，恶食腹满，其痛或有一条扛起者，脉实而滑，右关更实，宜平胃散加山查、麦芽、半夏各二钱，胀甚者，更加莱菔子（生研）一钱，水煎服。如初病食尚在胃，服此汤，即以手探吐之。

又简易方

荔香散　治心痛甚效，妇人尤效，服数次可以除根。

荔枝核一两二钱，炒　木香七钱，不见火

共研末，米汤或开水，或酒下二钱。

皂角散　治胃脘剧痛，百药不效，服此即止。

牙皂〔1〕去子弦，炒紫焦研末

每服一钱，烧酒送下。此可偶服，不可常服。

游山方　治胃脘痛多效。

草果　元胡索　五灵脂醋炒　没药炒，各二钱

共研末，酒调下二、三钱。

扫虫煎《景岳》　治虫上攻胸腹作痛。

青皮　吴萸　茴香各一钱　槟榔　乌药各一钱五分　细榧肉三钱　乌梅二枚　甘草八分　朱砂　雄黄各五分

水煎，入雄黄、朱砂末调服。先啖肉脯〔2〕，少顷服药。

灵脂厚朴散　治心头痛，欲死不可忍者。

〔1〕牙皂：又称猪牙皂，为豆科植物皂荚衰老或受伤害后所结的果实。其性味功能与皂荚相同，有祛瘀开窍作用。

〔2〕先啖肉脯：先吃干的熟肉。啖，吃。

灵脂　良姜　厚朴姜汁炒

上各等分，为细末，每服一钱，醋汤下即止。

黑枣胡椒散各见《种福堂》　治心口胃脘痛。

用大黑枣去核，每个中间入胡椒七粒，仍将枣包好，炭火上煅焦黑存性，研末，每服四分，陈酒送下三四服，必愈；加木香、枳壳、红花、当归、五灵脂少许更妙。

黑枣丁香汤《种福堂》　治胃寒呕吐，并治寒疟。

大黑枣七枚去核，每个内入丁香一粒[1]煮烂，去丁香，将枣连汤空心服，七服见效。

〔1〕内入：纳入。“内”通“纳”。

腹中上下诸痛

腹中上下诸痛，寒热虚实，皆能致之。温清消补及发表攻里诸法，皆所以止痛，故止痛无定方也。今因《医学真传》部位分析清楚[1]，亦是认证之捷径，故全录之。噫！《金匮》诸法，何等精详，十载研穷，致讥迂阔[2]，今亦穷而知返也。然古圣贤章程，终不敢废。编中所录，虽曰从时，亦从纯而不从拜乎上之道也。

〔1〕《医学真传》：清代名医高世栻的著作。
〔2〕迂阔：调子高，不切事理。迂，拘泥固执，不切实际。

心痛续论

心为君主而藏神，不可以痛，今云心痛，乃心包之络不能旁通于脉故也。心痛有论有方，今因全录高士宗此论，存之以备参考，《种福堂》良方有丹参一两，檀香、砂仁各一钱，煎服。

心脉之上，则为胸膈，胸膈痛乃上焦失职，不能如雾露之溉，则胸痹而痛，薤白、蒌仁、贝母、豆蔻之药，可以开胸痹以止痛。

两乳之间，则为膺胸，膺胸痛者，乃肝血内虚，气不充于期门，致冲任之血不能从膺胸而散则痛，当归、白芍、红花、银花、续断、木香之药，可和气血而止痛。

有中脘作痛手不可近者，夫手不可近，乃内外不和，外则寒气凝于皮毛，内则垢浊停于中脘，当审其体之虚实而施治，莫若以灯草当痛处，爆十余点，则寒结去而内外通，便不痛矣。

有中脘之下，当阳明胃土之间，时痛时止者，乃中土虚而胃气不和；若行血消泄之剂服之过多，便宜温补，但以手重按之，则痛稍平；此中土内虚，虚而且寒之明验也。宜香砂理中汤。

乳下两旁，胸骨尽处痛者，乃上下阴阳不和，少阳枢转不利也。伤寒病中每多此痛，当助其枢转，和其气血，上下通调则愈矣。宜小柴胡汤加味。

大腹痛者，乃太阴脾土之部。痛在内而缓，坤土虚寒也；痛兼内外而急，脾络不通也。盖脾之大络，名曰大包，从经隧而外出于络脉，今脾络滞而不行，则内外皆痛。《太阳篇》云：伤寒阳脉涩，阴脉弦，法当腹中急痛，先与小建中汤，不差者，与小柴胡汤，此先补益于内，而后枢转于外也。

脐旁左右痛者，乃冲脉病。冲脉当脐左右，若为寒气所凝，其冲脉之血，不能上行外达，则当脐左右而痛。当用血分之药，使胞中之血通达肌表，若用气药无裨也[1]。当归四逆汤加吴茱萸、生姜。

〔1〕裨（bì 闭）：好处。

脐下痛者，乃少阴水藏、太阳水府，不得阳热之气以施化，致阴寒凝结而痛。少阴虚寒，当用附子、肉桂以温之；太阳水府虚寒，亦当用附子、桂枝以温之；盖太阳与少阴相为表里，互为中见者也。亦有火逼膀胱，不通而痛者。

小腹两旁，谓之少腹。少腹痛者，乃厥阴肝藏之部，又为胞中之血海，盖胞中之水，主于少阴，而胞中之血，主于厥阴也。痛者，厥阴肝气，不合胞中之血而上行也。肝脏不虚者，当疏通以使之上；肝脏虚者，当补益以助其下。盖厥阴不从标本，从中见少阳之气，使厥阴上合乎少阳，则不痛矣。

两旁季胁痛者，肝气虚也；宜暖肝煎。两胁之上痛者，少阳之气不和也；宜小柴胡去参、枣，加牡蛎、青皮之类。景岳云：肾虚羸弱之人，多胸胁间隐隐作痛，此肝肾精虚不能化气，气虚不能生血而然。凡人之气血，犹源泉也，盛则疏通，少则壅滞，使不知培补气血，但以行滞通经，则愈行愈虚，鲜不殆矣。又高士宗云：所痛之部，有气血阴阳之不同，若概以行气消导为治，漫云通则不痛。夫通则不痛，理也，但通之之法，各有不同。调气以和血，调血以和气，通也；下逆者使之上行，中结者使之旁达，亦通也；虚者助之使通，寒者温之使通，无非通之之法也；若必以下泄为通，则妄矣。

附录　备用方

栝蒌薤白白酒汤方见《金匮》　胸痹喘息，咳唾，胸背痛，短气，寸脉沉而迟，关上小紧。

方中加半夏二钱，名栝蒌薤白半夏汤，治胸痹不得卧，心痛彻背。

小建中汤

大建中汤各见《伤寒》　治心胸大寒痛，呕不能饮食，腹中寒，上冲皮起，出见有头足，上下痛不可触近。

长孙心典按：上中二焦为寒邪所痹，故以参姜启上焦之阳；合饴糖以建立中气；而又以椒性下行，降逆上之气，复下焦之阳，为温补主方。

附子粳米汤　腹中寒气，雷鸣切痛，胸胁逆满，呕吐。

徐忠可曰：此方妙在粳米。鸣而且痛，腹中有寒气也；乃满不在腹而在胸胁，是邪高痛下，寒邪实从下而上，所谓肾虚则寒动于中也。故兼呕逆而不发热，以附子温肾散寒，半夏去呕逆，只用粳米合甘枣调胃，建立中气，不用术，恐壅气也。

大黄附子汤 胁下偏痛，发热，钱院使云：偏当作满。其脉紧弦，此寒也。

按痛而满，满连胁下，而六脉弦紧，非附子不能温其寒，非大黄不能攻其实，非细辛不能散其结聚，三药实并行不悖也[1]。

厚朴三物汤 痛而闭者，此汤主之。

当归生姜羊肉汤各见《金匮》 寒疝腹中痛，及胁痛里急者，亦治产后腹中㽲痛[2]。

寒多者加生姜二两五钱，痛多而呕者，加陈皮五钱，白术二钱五分。

暖肝煎《景岳》 治肝肾虚寒，小腹疼痛，疝气等症。

当归二三钱 枸杞三钱 茯苓 乌药 小茴香各二钱 肉桂一二钱 沉香一钱，或木香亦可 生姜三、五片

水煎服。

按此方加防风、细辛、桃仁、山萸肉，治肝虚胁痛，有奇效。

枳芎散 治左胁刺痛。

枳实 川芎各五钱 炙甘草二钱

为末，每服三钱，姜汤下。

推气散 治右胁疼痛，胀满不食。

姜黄 枳壳麸炒 桂心各五钱 炙甘草二钱

为末，每服三钱，姜汤下。

---

〔1〕悖（bèi 倍）：矛盾，冲突。

〔2〕㽲（xiǔ 朽）痛：腹中拘急，绵绵作痛。

呕、吐、哕

吐者，有物无声；哕者，有声无物；呕者，声物俱出，总属于胃。时医以二陈汤加藿香、砂仁统治之，虽是庸浅活套，尚不碍理，余亦从之，但当分别寒热虚实表里而加减耳。寒者，口和身冷，或兼腹痛，脉必迟细，吐出如多有冷气，宜再加吴萸、干姜、丁香之类；热者，或为热渴，或为烦躁，脉必洪数，吐必涌猛，形气声色，必皆壮厉[1]，宜再加黄芩、黄连、麦冬，沙参、竹茹之类；实者，或因食滞，必多胀满，宜再加厚朴、山查，麦芽，神曲之类；或因气逆，必痛连胁肋，宜再加抚芎、香附，紫苏、连翘之类，或另用左金丸、逍遥散之类；表者，邪自外至，必头痛发热，宜倍用生姜；里者，邪不在表，兼心下痞者，宜二陈汤加黄芩、黄连、干姜、人参、大枣，仿半夏泻心汤之意；兼见腹满便硬者，二陈汤加厚朴、大黄，仿承气汤之意；若在半表半里，必见口苦寒热往来，宜另用小柴胡汤治之；虚者，胃气虚也，或命门火气虚也，宜二陈汤加香砂外，重用人参、白术，以补胃气；不愈，更加干姜、附子、吴萸，以温补命门；或以八味丸汤，直补命门真火，随宜变通，景岳云：无实无火而呕吐者，胃虚也；或误服寒凉而呕吐者，胃虚也；食无所停，闻食则呕者，胃虚也；气无所逆，闻气则呕者，胃虚也；或食入中焦而不化者，胃虚也；食入下焦而不化者，命门虚也。然胃本属土，非火不生，非暖不化。是土寒即土虚也，土虚即火虚也。脾喜暖而恶寒，土喜燥而恶湿，故张石顽治虚寒呕吐，每用伏龙肝两许，煮汤澄清，代水煎药，可谓得治吐之大要也，治泄泻亦不外此理。而吐呃亦属胃虚，宜于六君子汤去甘草，加黄连、干姜、蜀椒之类。

次男元犀按：仲景旋复代赭石汤，本以治心下痞，噫气不除。今于呕吐不止之证，借用甚效者，取其重以降逆也。干姜黄连黄芩人参汤，本以治寒邪隔热于上焦。今于食入即吐之症，取用甚效者，以干姜散上焦之寒，芩

〔1〕壮厉：雄壮有力。

连清心下之热，人参通格逆之气，而调其寒热，以至和平。不用生姜、半夏者，胃气虚不堪辛散；不用甘草、大枣者，呕不宜甘也。又吴茱萸汤，治阳明食谷欲呕，又治少阴病吐利手足逆冷，烦躁欲死，又治干呕、吐涎沫、头痛三症如神。盖取吴茱萸大热，直入厥阴，能降气而消阴翳；人参扶其生气；姜枣和其胃气，使震坤合德〔1〕，土木不害而呕吐平矣。

哕者，胃中虚冷，及停饮居多，亦有先于攻下，胃中实热而哕者，证必腹满。仲景云：哕而腹满，视其前后，知何部不利，利之则愈，承气汤、猪苓汤是也。

哕逆有虚热，桔皮竹茹汤；哕属虚寒，桔皮干姜汤；寒甚去通草，加丁香、附子；寒热错杂者，去甘草，加丁香、柿蒂。

哕声频密相连为实，攻热为主；若半时哕一声者为虚，温补为主；如腹满、不尿、脉散、头汗、目瞪而哕者，死在旦夕。

诊法

上部有脉，下部无脉，其人当吐不吐者死。脉阳紧阴数为吐，阳浮而数亦吐，寸紧尺涩、胸满而吐，寸口脉数者吐。紧而涩者难治，紧而滑者吐逆。脉弱而呕、小便复利、身有微热，见厥者难治，病人欲呕吐者，不可下之。呕吐大痛，吐出色如青菜色者危。

旋复代赭石汤方见《伤寒》　治胃虚噫气不除。

进退黄连汤见《实在易》

黄连姜汁炒　干姜炮　人参人乳拌，蒸　半夏姜制，各一钱五分　桂枝三钱　大枣二枚

进法：用本方上三味俱不制，水三茶杯，煎一杯，温服。

退法：不用桂枝，黄连减半，或加肉桂五分，如上逐味制熟，煎服法同，但空朝服崔氏八味丸三钱，半饥服煎剂耳。

吴茱萸汤　治胃气虚寒，干呕，吐涎沫，头痛。

〔1〕震坤合德：土木和合，引申为肝脾调和。震属木，坤属土，震、坤各是八卦之一。

干姜黄连黄芩人参汤各见《伤寒》

柯韵伯云[1]：凡呕家夹热，不利于香砂桔半者，服此方而晏如[2]。

长孙男心典按：食入即吐，不使少留，乃火炎之象，故苦寒倍于辛热，不名泻心者，以泻心汤专为痞硬立法耳。要知寒热相结于心下，而成痞硬；寒热相阻于心下，而成格逆，源同而流异也。

干姜　黄连　黄芩　人参各一钱五分

水煎温服。

桔皮竹茹汤　治胃虚呃逆。

中焦气虚，则厥阴风木得以上乘，谷气因之不宣，变为呃逆。用桔皮升降中气，人参、甘草补益中焦，生姜、大枣宣散逆气，竹茹以降胆木之风热耳。

桔皮干姜汤　治干呕吐逆，吐涎沫而哕。

补论

《金匮》云：病人欲吐者，不可下之。欲吐者，阴邪在上也。若下之，不惟逆其阳气，反伤无故之阴，变害莫测，岂独反胃而已。

食已即吐者，大黄甘草汤主之。

胃素有热，食复入之，两热相冲，不得停留，用大黄下热，甘草和胃。张石顽云：仲景既云欲吐者不可下，又用大黄甘草汤治食已即吐，何也？曰：欲吐，病在上，因而越之可也。逆之使下，则必愦乱益甚[3]；既吐矣，吐而不已，有升无降，当逆折之使下，故用大黄。

大黄甘草汤方见《金匮》　治食已即吐。

通草桔皮汤《千金》　治伤寒胃热呕逆。

通草二钱　桔皮一钱五分　粳米一两　生芦根汁

[1] 柯韵伯：名柯琴，清代医学家，浙江慈溪人，对伤寒论颇有研究，著有《伤寒论注》《伤寒论翼》《伤寒附翼》，合称《伤寒来苏集》。

[2] 晏如：安好。

[3] 愦乱：烦乱。

水煎热服，去通草、桔皮，加竹茹、生姜汁，《千金》名芦根饮子，治伤寒后呕哕、反胃、干呕。

丹溪云：凡呕家禁用服瓜蒌实、桃仁、莱菔子、山栀一切有油之物，皆犯胃作吐。景岳云：呕家亦忌苍术，以其味不醇而动呕也。

沈芊绿云：食已心下痛，隐隐不可忍，吐出痛方止，证名食痹[1]，吐食，宜此汤主之。

茯苓半夏汤

麦芽　茯苓　半夏　白术　神曲　桔皮　天麻　生姜各等分

水煎服。

麦天汤　亦主之。

麦冬　天麻　茯苓　白术　半夏　陈皮　神曲　生姜各等分

水煎服。

〔1〕食痹：语出《素问·脉要精微论》。胃病之一种。证见饮食入胃后上腹部觉闷痛，吐出则觉舒服。多因肝气乘胃，胃脘气滞所致。

呃逆

景岳曰：呃逆症，谓其呃之连声，无不由于气逆。而呃之大要，亦惟三者而已。一曰寒呃，二曰热呃，三曰虚脱之呃。寒呃者，头痛、恶寒、发热、脉紧，外寒可散，宜二陈汤倍加生姜、陈皮主之。腹痛、口中和、手足冷、脉微，内寒可温，以理中汤、四逆汤加丁香、砂仁主之，去其蔽抑之寒，而呃止矣。火呃者，口渴烦躁，三焦之火可清，以黄芩汤加半夏、竹叶，石膏汤加姜汁主之。潮热狂乱，腹满便硬，阳明实火可下，以三承气汤主之；火势未甚者，只以安胃饮主之，去其冲上之火，火静则气自平而呃止矣。惟虚脱之呃，或以大病之后，或以虚羸之极，或以虚损误攻而致呃逆者，当察其中虚，速以补脾，以六君子汤、理中汤加丁香、柿蒂、白豆蔻主之；察其阴虚，速宜补肾，以六味汤、八味汤加紫石英主之，归气饮最妙。虚甚者，必须大剂补元煎加丁香、白豆蔻主之。然实呃者，不难治，惟元气败竭者，乃最危之候也。更有伤寒之呃者，仍当于伤寒门阅之。张石顽曰：平人饮热汤，及食椒姜即呃者，此胃中有寒痰死血也。死血用韭汁童便下越鞠丸，虚人用理中汤加蓬莪[1]、桃仁；痰加茯苓、半夏。呃逆皆是寒热错乱，二气相搏使然，故治亦多用寒热相兼之剂，观丁香柿蒂散，可以知其义矣。

丁香柿蒂散 治呃逆通剂。

丁香 柿蒂

等分为末，每服二钱，开水送下。

安胃散《景岳》 治胃火上冲，呃逆不止。

陈皮 山楂 麦芽各五分 木通 泽泻

黄芩 石斛各一钱

水煎，食远服[2]，如胃火热甚，加石膏。

---

〔1〕蓬莪：即蓬莪术。

〔2〕食远服：正常进食后过较长时间服药。

归气饮《景岳》　治气不顺，呃逆呕吐，或寒中脾肾等证。

熟地三五钱　茯苓　扁豆各二钱　干姜炮

丁香　陈皮各一钱　藿香一钱五分　炙草八分

水煎服。

中气寒甚，加制附子；肝肾寒者，加吴茱萸、肉桂，或加当归。

羌活附子汤　治胃冷呃逆。

附子　羌活　茴香各一钱　干姜四分　木香二分。

为末，入盐一撮，水煎，微温服。

丁香煮散与《局方》不同[1]　治胃反呕逆，呃哕泄泻。

丁香三十七粒　建莲肉去心，二十七粒。上二味另煎去滓。　生姜七片　黄秫米半盏[2]

水一碗半，煮熟，去姜药啜粥。

半夏生姜汤方见《金匮》　治呃逆欲死。

刀豆子散　治病后呃逆不止。用刀豆子烧存性，滚水调服二钱，即止。

元红散各见《种福堂》　治呃逆不止。用荔枝七个，连皮烧灰存性，为末，百滚汤调服[3]，立止。

〔1〕与《局方》不同：指与《太平惠民和剂局方》中的丁香煮散不同。《局方》丁香煮散由丁香、红豆、青皮、甘草、川乌、陈皮、干姜、良姜、益智仁、胡椒组成，治脾脏伏冷。

〔2〕秫米：即糯秫。李时珍曰“即粱米、粟米之粘者”。味甘，微寒，无毒。

〔3〕百滚汤：煮沸时间较长的开水。

卷四

痉、厥、癫、狂、痫、瘫痪

厥者，从下厥上之病也。《伤寒》论厥，以手足厥冷而言，阳厥用四逆散，阴厥用四逆汤。此主《内经》暴厥者，不知与人言及血之与气并走于上，则为大厥之旨，与《伤寒》不同。痉者，强直反张之象也。痫者，猝然昏仆，筋脉瘈疭，口角流涎，或作牛马猪羊鸡之声，后人分为五痫是也。病有间断，故名为痫。癫者，或歌或哭，如醉如痴，其候多静而常昏。狂者，语言狂妄，少卧不饥，其候多躁而常醒。瘫痪者，病在筋骨，左瘫右痪，将成废人。六症医书分治，其实一厥阴尽之。治得其要，只取数方，捷如影响。盖厥阴属风木，与少阳相火同居，厥阴之气一逆，则诸气皆逆。气逆则火发，火发则风生，风生则必挟木势而害土，土病则聚液而成痰，其归并于心也。心气大虚，而不能御之，或从阳化而为狂，或从阴化而为癫。心气尚未全虚，受其所凌则昏倒，正气一复而遂瘥，其症有作有止，则为痫。其逆行于内也，或乘肾气之虚，则为瘖痱而为肾厥；或因烦劳以扰其阳，阳亢阴亏而为煎厥[1]；或怒火载血上行，气血乱于胸中，相薄而厥逆，则为薄厥[2]；或因怫郁不解，阳气不能四达，手足与身俱冷，

〔1〕煎厥：多因平素阴精亏损，阳气亢盛，复感暑热病邪的煎迫而致。临床表现为耳鸣、耳聋、目盲，甚则突然昏厥，病势发展急骤。

〔2〕薄厥：指由于暴怒阳气急亢，血随气逆，致使血液郁积于头部，发生卒然昏厥的病症。

中风身温，中气身冷。则为气厥[1]；或阳腾络沸，则为血厥[2]；或因秽浊蒙神，乱其阴阳之气，则为尸厥[3]；或于饱食之后，适有感触，胃气不行，阳并于上，则为食厥[4]；时见吐蛔，则为蛔厥；湿痰上逆，则为痰厥[5]；以及阳衰而阴凑之，令人五指至膝上皆寒，则为阴厥；阴衰而阳凑之，令人足下热，热甚则循三阴上逆，则为热厥[6]。其发见于外也，风火速发，病起于骤然，手足抽掣，角弓反张，或从实化，为无汗之刚痉；或从虚化，为有汗之柔痉。《内经》云：诸暴强直，支痛緛戾，里急筋缩，皆属于风。医者可于此而验风邪之体段焉[7]。土为木克，则聚液而成痰，痰挟风而流注，则左瘫而又右痪。《左传》云：风淫末疾。医者可于此而知风邪之流极焉。凡此六者，症各不同，其源则一。余只以乌梅丸益厥阴之体，以宣厥阴之用；又以风引汤治厥阴风火痰涎幻变错杂之病。举凡治刚痉用葛根汤，柔痉用桂枝加栝蒌根汤。痉之表症急者，用小续命汤以攻表，痉之里症急者，用承气汤以攻里之类而不效；治寒厥用六物附子汤，热厥用六味汤，薄厥用蒲黄汤，煎厥用玉女煎、龙荟丸，气厥用八味顺气汤，血厥用白薇汤，尸厥用苏合香丸，食厥用加味平胃散，蛔厥用扫虫煎，肾厥用地黄饮子，痰厥用瓜蒂散之类而不效；治狂用白

---

〔1〕气厥：由气病所引起的厥证，有气虚、气实的不同。气虚而厥见眩晕昏仆、面色淡白、汗出肢冷、气息微弱、脉沉微等。气实而厥，每因暴怒气逆所致，与“薄厥”同义。

〔2〕血厥：有血虚、血实的不同。血虚而厥，见于失血过多或久病血虚，证见面色苍白，四肢厥冷，口张自汗，呼吸缓慢。血实而厥，多因内有瘀血，闭塞清窍，以致突然昏倒，牙关紧闭，面赤唇紫。

〔3〕尸厥：突然昏倒不省人事，状如昏死，患者呼吸微弱，脉极微细，毫不应指，乍看似死。

〔4〕食厥：又称“食中”，见于暴饮暴食，偶感风寒或情志触动，食滞中脘，气逆上壅，使清窍闭塞而昏厥。

〔5〕痰厥：痰涎上涌，四肢逆冷，甚至昏不知人。

〔6〕热厥：有邪热过盛，阴分不足所致手足心热、身热溺赤；也有邪热过盛，阳郁于里而不能外达的厥证，见身热头痛，神志昏愦，手足厥冷，烦躁，胸腹灼热，便秘，尿赤。

〔7〕风邪之体段：意指风邪致病的表现和类型。体，表现；段，层次，类型。

虎汤、生铁落饮、凉膈散、滚痰丸，治癫用定志丸、天王补心丹、导痰汤及独参汤加竹沥、姜汁之类而不效；治痫用龙荟丸、丹矾丸、五痫丸及紫河车丸之类而不效；治瘫痪用二妙散及舒筋保肝散之类而不效者；种种方药，无不对症，对症而犹不效，其故何也？盖缘未尝求于厥阴一经，而信服乌梅丸、风引汤二方之神妙也。二方本于仲景，而喻嘉言独得其旨，但引而不发，浅学人扪索不来〔1〕。至叶天士则引伸触类，妙义无穷。若风火犯于上者，此“风火”二字，即上厥阴风木与少阳相火之义，勿误解为外来风火。不免凌金烁液，用麦门冬汤及琼玉膏，为补金柔制法；若风火犯于中而为呕为胀者，用六君子汤去术加木瓜、姜、芍之类，及附子粳米汤加人参，为补脾凝肝法；若风火震动心脾，而为悸为消者，用甘麦大枣汤合龙、牡之属，为缓其急、镇其逆法；若少阳相火挟厥阴风木之威，而乘巅摇络者，用羚角、钩藤、元参、连翘之剂，为熄风清络法；若肝胆厥阴化风旋逆者，用龙胆、芦荟、木通、青黛之类，为苦降直折法，若本脏自病，而体用失和者，以椒、桂、梅、芍之类，为寒暄各得法〔2〕；若因母脏之虚而扰及子脏之位者，用三才配合龟甲、磁朱，及复脉汤去姜、桂，入鸡子黄之属，为安摄其子母法。至于痿厥之治，厥阴病，风旋阳冒神迷则为厥。阳明病，络空四末不用则为痿。尤觉神奇，取血肉介类，改汤为膏，谓其力厚重实，填隙止厥最速。凡此之类，虽不明用乌梅丸、风引汤成方，而细味其旨，无一不从此二方神悟出来。甲寅岁，余在吴航书院掌教〔3〕，尝与学徒讲论，以“读于无字处，文到有神时”二句，为举业妙谛〔4〕。而学医者，亦必到此境地，方许出而论证也。

脉息

宜实大，忌沉细。渐缓则渐愈，渐数则渐甚。若数而弦紧，及见牢革

〔1〕扪：通“摸”。《通雅》：“古无‘摸’字，即‘扪’也。”

〔2〕寒暄各得法：指药物的有机配合方法。

〔3〕吴航书院：陈修园自办的讲学场所名称。书院，名称始于唐代，至明、清时，多数成为准备科举的场所，清末废科举，书院改为书馆。

〔4〕妙谛：奥妙的道理。

促代诸脉，难治。

葛根汤方见《伤寒》　**小续命汤**方见《时方》　**风引汤**方见《金匮》　**桂枝加栝蒌根汤**方见《金匮》　原方加栝蒌，分两倍于桂芍。

六物附子汤　治寒厥。

附子　肉桂　防己各二钱　炙草一钱　白术　茯苓各一钱五分

水煎服。

六味汤方见《时方》　**白虎汤**方见《伤寒》　**麦门冬汤**方见《金匮》　**白薇汤**《本事》[1]　人平居无疾苦，忽如死人，气过血还，阴阳复通，移时方醒，名曰血厥。妇人多有之。

白薇　当归各二钱　人参　甘草炙，各五分

水二杯，煎一杯，温服。

蒲黄汤　治薄厥。

蒲黄一两　清酒十六盏，热沃之　温服。

八物顺气汤　治气厥。

白芷　台乌药　青皮　陈皮各一钱　人参七分　茯苓　白术各一钱五分　炙草七分

水煎服。

地黄饮子方见《时方》　**平胃散**方见《时方》　**玉女煎**见头痛　**瓜蒂散**　**大小承气汤**　**调胃承气汤**俱见《伤寒》　**附子粳米汤**方见《金匮》　**三才汤**见咳嗽

凉膈散方见《时方》　或加胆南星、石菖蒲。见中风。

舒筋保肝散　治左瘫右痪，筋脉拘挛，身体不遂，脚腿少力，干湿脚气[2]，及湿滞经络，久不能去，宣导诸气。

木瓜五两　萆薢　五灵脂　牛膝酒浸　续断　白僵蚕炒　松节　芍药　乌药　天麻　威灵仙　黄芪　当归　防风　虎骨酒炒，各一两

---

〔1〕《本事》：指宋代医学家许叔微所著的《类证普济本事方》。

〔2〕干湿脚气：干脚气指脚气不肿者，系素体阴虚内热，湿热、风毒之邪从热化，伤营血，筋脉失养所致。湿脚气症见脚膝浮肿，多因水湿之邪从下感受，经络不得宣通所致。

上用无灰酒一斗，浸上药二七日[1]，紧封扎。日足[2]，取药焙干，捣为细末、每服二钱，用浸药酒调下，酒尽，用米汤调下。

喻嘉言曰：此治风湿搏结于筋脉之间，凝滞不散，阻遏正气不得通行之方。

滚痰丸方见《时方》　治一切实痰异症。孕妇忌服。

生铁落饮方见《三字经》　治狂妄不避亲疏。

定志丸《千金》　治言语失伦，常常喜笑发狂。

人参　茯苓各三两　石菖蒲　远志甘草汤泡去骨，一两

上四味为末，蜜丸梧子大，饮服七十丸，亦可作汤服。血虚加当归；有痰加半夏、桔皮、甘草、生姜。

五痫丸　治五痫。

朱砂　真珠各二钱　水银　雄黄各五分　黑铅一两五钱，用水银煅结成砂

研末，蜜炼丸，如麻子大，小儿每服三四丸，大人加倍，煎金银花、薄荷汤送下。

紫河车丸　癫痫多由母腹中受惊，积久失调，一触而发，遂成此症。此先天受病，故用河车丸，以人乳送下，取同气相求之义。时医加当归、人参各二两，朱砂五钱；此方如龙骨、龟板、石菖蒲，皆可加入。

紫河车一具，米泔水洗去血，生捣

禾米蒸熟，晒干研末，为丸梧子大，空心每服五十丸，人乳送下。

当归龙荟丸方见《时方》　治肝经实火，大便秘结，小便涩滞；或胸膈疼痛，阴囊肿胀；凡属肝经实火，皆宜用之。叶天士云：动怒惊触，致五志阳越莫制，狂乱不避亲疏，非苦降之药，未能清爽其神识也。

丹矾丸张石顽　治五痫甚效。

黄丹一两　白矾二两

---

〔1〕无灰酒：不放石灰的酒。酿酒加石灰以防酸，但能聚痰，故药用须无灰酒。二七日：即十四日。

〔2〕日足：日数满了。

银罐中煅通红，为末，入腊茶一两，不落水猪心血为丸，绿豆大，朱砂为衣，每服三十丸，茶清送下。久服其涎自便出。服一月后，更以安神药调之。

甘麦大枣汤叶天士加减方　治厥发丑寅[1]，阳明少阳之阳震动。

生地　天冬　阿胶　鸡子黄　生龙骨　小麦　甘草

水煎服。

本方原只小麦、大枣、甘草三味，治妇人脏躁，悲哀欲哭。

叶天士方　治惊恐，阳升风动，宿痫遂发，吐痰、呕逆、不言，络脉失利也。

羚羊角　石菖蒲　胆星　远志　连翘　钩藤　天麻　桔红

水煎服。

小半夏汤加白糯米　叶天士云：冲脉乃阳明所属，阳明虚则失阖，厥气上犯莫遏。《内经》治肝不应，当取阳明制其侮也。暂用通补入府，取乎府以通为补之义。

叶天士药膏方　案云：尝治顾某阴络空隙，内风掀然鼓动而为厥，余用咸味入阴和阳，介类有情之潜伏，颇见小效。但病根在下深远，汤剂轻浮，焉能填隙？改汤为膏，取药力味重以填实之，亦止厥一法。

鲜鳖甲　龟板　猪骨髓　羊骨髓　生地　天冬　阿胶　淡菜　黄柏

熬膏，早服七钱，午服四钱。

乌梅丸方见《伤寒》　统治厥阴诸症，厥热相间，及蛔厥久利。

柯韵伯曰：六经惟厥阴难治，其本阴而标热，其体风木，其用相火。《内经》云：必伏其所主，而先其所因[2]，或收或散，或逆或从，随所利而行之，调其中气，使之和平，是治厥阴法也。仲景立方，皆以辛甘甘凉为君，不用酸收之品，而此方用之者，以厥阴主肝木耳。《洪范》曰[3]：

---

〔1〕丑寅：相当于下半夜1~5时。

〔2〕必伏其所主，而先其所因：张景岳曰，必伏其所主者，治病之本也；先其所因者，求病之由也。

〔3〕《洪范》：《尚书》篇名，旧传为商末箕子向周武王陈述天地之法，近人疑为战国时期的作品。

木曰曲直，曲直作酸[1]。《内经》曰：木主酸，酸入肝。君乌梅之大酸，是伏其所主也；配黄连泻心以除痞，佐黄柏滋肾以除渴，先其所因也；肾者肝之母，用椒、附以温肾，则火有所归，而肝得所养，是固其本也；肝欲散，用细辛、干姜之辛散，以遂其所欲也；肝藏血，用桂枝、当归之温润，所以引其归经也。寒热杂用，则气味不和，故佐以人参调其中，以苦酒浸乌梅，同气相求。蒸之米下，资其谷气，加蜜为和，少与而渐加之，缓以治其本也。仲景此方，本为厥阴诸症之法，叔和编于吐蛔条下，令人不知有厥阴之主方。观其用药，与诸症符合，岂止吐蛔一症耶？

〔1〕木曰曲直：木屈曲而直。这里喻肝胆升发之气。

痫症续论

王叔和主阳跻、阳维、阴维、督脉，详载《脉经》及李濒湖《奇经考》[1]，宜参观之。

张石顽云：昼发灸阳跻，宜补中益气汤加益智；夜发灸阴跻，宜六味丸加鹿胶。

薛氏云：凡有此症，欲发未发前二三日，先宜看耳后高骨间，有青筋纹，抓破见出血，可免其患。

张石顽曰：痫症之发，由肾中龙火上升，而肝家雷火相从挟助也。惟有肝风，故作搐搦，则通身之脂液逼迫而上，随逆而吐出于口也。阴气虚不能宁谧于内[2]，则附阳而上升，故上热而下寒；阳气虚，不能周卫于身，则随阴而下陷，故下热而上寒。

当归承气汤《秘传方》　治男、妇痰迷心窍，逾墙越壁，胡言乱语。

当归尾一两　大黄酒洗　芒硝　枳实　厚朴各五钱

炙甘草三钱

水三杯，煎八分服。

温胆汤　骆氏《内经拾遗》云[3]：癫狂之由，皆是胆涎沃心[4]，故神不守舍，理宜温胆。亦治痫病。即二陈汤加鲜竹茹、枳实各二钱，或调飞矾分半。

磁朱丸方见《时方》　治癫狂痫如神。

---

〔1〕《脉经》：晋代王熙（字叔和）著，共十卷。《奇经考》：明代李时珍（号濒湖）著的《奇经八脉考》。

〔2〕宁谧（mì 密）：安宁。

〔3〕《内经拾遗》：宋代骆龙吉著的《内经拾遗方论》，共四卷。

〔4〕胆涎沃心：胆虚痰热凌心的意思。

疝　气

疝气，睾丸肿大，牵引小腹而痛。丹溪云：专属肝经。景岳云：病名疝气，以治疝必先治气也。盖寒有寒气，热有热气，湿有湿气，逆有逆气，俱当兼用气药也。

长孙男心典按：虽有寒、水、筋、气、血、狐、癞七疝之名，其治法不外温经散寒、除湿行气、活血、导火、软坚为主。《别录》云：以五苓散加木通、川楝子、橘核、木香统治之，实为简捷可从。若苦楝子丸及三层茴香散，为久患不愈者立法。《千金翼》洗方，为暴痛欲死者立法。不可不知。症瘕即妇人之疝也。

脉息

宜沉实，忌虚弱。

加味五苓散

白术炒，三、五钱，利腰脐之死血，导湿实脾为君　茯苓二三钱，导心与小腹之气下行，从膀胱而泄　猪苓、泽泻各二钱，利水行湿　木通一钱，入络止痛，又引热下行　桔核三钱，行滞气，为导引之品　肉桂五分或一钱，温肝肾，血中气药，止痛如神，又入膀胱，化气利水　苦楝子去核一钱五分，苦降以纳诸药到于患所　木香一钱，调气止痛

水三钟，煎八分，空心服，或入食盐一捻，寒甚加附子、干姜一二钱；热甚加黄柏、栀子一二钱；湿胜加防己一钱；坚硬如石加昆布一钱，牡蛎（煅）三钱；痛甚加桃仁二钱，川山甲五片，炒乳香五分。

苦楝子丸　治奔豚、小腹痛、疝气如神。

川楝子　茴香各二两　附子一两

三味用酒二升同煎，晒干为度，焙干为末。每药末一两，入元胡索三钱，一作五钱，全蝎十八个，炒，丁香十八粒。

共为末，酒炼丸如桐子大，温酒下五十丸，空心服。如痛甚，煎当归酒下。

三层茴香丸　治一切疝气如神。

大茴香五钱，同盐五钱炒，和盐秤一两　川楝子净肉　沙参　木香各一两

共为末，炼蜜丸桐子大，每服三钱，空心温酒下，或盐汤下，才服尽，接第二料。照前方加荜拨一两，槟榔五钱，共五两半，依前丸服法，若未愈，再服第三料。照前二方加茯苓四两，附子（炮）一两，共前八味重十两，丸服如前，但每服三钱。虽三十年之久，大如栲栳[1]，皆可消散，神效。

蜘蛛散方见《金匮》　治阴狐疝气，偏有大小，时时上下。

洗阴肿核痛《千金翼》　治丈夫阴肿如斗，核中痛。

雄黄末　矾石研，各一两　甘草一尺

水一斗，煮二升洗之，如神。

淋洗囊肿神效《锦囊秘方》

连须葱白头一十一根，不必洗净去土　川椒　麦冬炒焦　地肤子各一两

四味煎汤，淋洗囊上良久，次日再洗，以消为度。

荔枝散《种福堂》　治阴中肿大不消。

用顶大荔枝核十二三个，煅灰存性，以火酒调如糊，吃下即消，若未消，连吃二三服。

〔1〕栲栳（kǎo lǎo 考老）：竹或柳条制成的盛物器。

眩 晕

《内经》云：诸风掉眩，皆属于肝。掉，摇也；眩，昏乱眩转也。皆由金衰不能制木，木旺生风，风动火炽，风火皆属阳而主动，相搏则为旋转。《内经》又云：上虚则眩，是正气虚而木邪干之也。又云：肾虚则头重高摇，髓海不足，则脑转耳鸣。皆言不足为病。仲景论眩，以痰饮为先。丹溪宗河间之说，亦谓无痰不眩，无火不晕，皆言有余为病。前圣后贤，何其相反如是？余少读景岳之书，专主补虚一说，遵之不效，再搜求古训，然后知景岳于虚实二字，认得死煞[1]，即于风火二字，不能洞悉其所以然也。盖风非外来之风，指厥阴风木而言，与少阳相火同居。厥阴气逆，则风生而火发，故河间以风火立论也。风生必挟木势而克土，土病则聚液而成痰，故仲景以痰饮立论，丹溪以痰火立论也。究之肾为肝母，肾主藏精，精虚则脑海空而头重，故内经以肾虚及髓海不足立论也。其言虚者，言其病根；其言实者，言其病象。理本一贯。但河间诸公，一于清火驱风豁痰，犹未知风火痰之所由作也。余惟于寸口脉滑，按之益坚者为上实，遵丹溪以酒大黄治之；如寸口脉大，按之即散者为上虚，以一味鹿茸酒治之；寸口脉微者，以补中益气汤或黄芪白术煎膏入半夏末治之。然欲荣其上，必灌其根，如正元散及六味丸、八味丸，皆峻补肾中水火之妙剂。乙癸同源，治肾即所以治肝，治肝即所以熄风，熄风即所以降火，降火即所以治痰。神而明之，存乎其人，难以笔楮传也[2]。如钩藤、玉竹、菊花、天麻柔润熄风之品，无不可于各方中出入加减，以收捷效也。

诊法

左手脉数热多，脉涩有死血，浮弦为肝风。右手滑实为痰积，脉大是久病，虚大是气虚。

---

〔1〕死煞：呆板。

〔2〕笔楮（chǔ 楚）：笔和纸，引申为写述。

正元丹《秘旨》　治命门火衰，不能生土，吐利厥冷有时。阴火上冲，则头面赤热，眩晕恶心；浊气逆满，则胸胁刺痛，脐腹胀急。

人参三两，用川乌一两煮汁收入，去川乌　白术二两，用陈皮五钱煎汁收入，去陈皮　茯苓二两，用肉桂六钱酒煎汁收入，晒干，勿见火，去桂　甘草一两五钱，用乌药一两煎汁收入，去乌药　黄芪一两五钱，用川芎一两酒煎收入，去川芎　薯蓣一两，用干姜三钱煎汁收入，去干姜

上六味，除茯苓，文武火缓缓焙干，勿炒伤药性，杵为散，每服三钱。水一盏，姜三片，红枣一枚，劈煎数沸。入盐一捻，和渣调服，服后饮热酒一杯，以助药力。此方出自虞天益《制药秘旨》。本《千金方》一十三味，却取乌头、姜、桂等辛燥之性，逐味分制四君、芪、薯之中。较七珍散但少粟米，而多红豆，虽其力稍逊原方一筹，然雄烈之味既去，则真滓无形，生化有形，允为温补少火之驯剂，而无食气之虞，真千金之功臣也。

一味鹿茸酒　注云：缘鹿茸生于头，头晕而主鹿茸，盖以类相从也。用鹿茸半两　酒煎去滓，入麝香少许服。

一味大黄散　丹溪云：眩晕不可当者，此方主之。大黄酒制三次，为末，茶调下，每服一钱至二三钱。

加味左归饮　治肾虚头痛如神，并治眩晕目痛。

熟地七钱　山茱萸　怀山药　茯苓　枸杞各三钱　肉苁蓉酒洗切片，四钱　细辛　炙草各一钱　川芎二钱

水三杯，煎八分，温服。

头 痛

景岳云：头痛一证，暂痛者必因邪气，久痛者必因元气。但暂病者，有外感头痛，有火邪头痛；久病者，有阴虚头痛，有阳虚头痛。然亦有暂病而虚者，久病而实者，又当因脉因证而详察之，不可执也。或寒热，脉紧，清涕，咳嗽，脊背疼痛者，此寒邪在表而然，治宜疏散，九味羌活汤及茶调散、清空膏主之。或内热脉洪，头脑振振，痛而兼胀者，此火邪在里而然，治宜清降，玉女煎及一味大黄散主之。或因水亏而火动，蒸热脉弦，痛兼烦躁者，此阴虚血虚而然，治宜补阴，以六味汤、左归饮，加肉苁蓉、细辛、川芎主之。或遇阴则痛，遇寒亦痛，倦怠脉微者，此阳虚气虚而然，治宜扶阳，以补中益气汤加蔓荆子、川芎、八味汤、右归丸主之。或外感头痛，当察三阳、厥阴，盖三阳之脉俱上头，厥阴之脉亦会巅。太阳在后，阳明在前，少阳在侧，此又当有所主，亦外感所当辨也。但内伤头痛，则不得以三阳为拘耳。至真头痛者，头痛甚，脑尽痛，手足寒至节，死不治；或灸百壮，吞黑锡丹，可救十中之一。

脉息

宜浮滑，忌短涩。

九味羌活汤方见《时方》　治太阳轻症。

葛根汤方见《伤寒》　治阳明。

小柴胡汤方见《伤寒》　治少阳。

麻黄附子细辛汤方见《伤寒》　治少阴。

当归四逆汤方见《伤寒》　治厥阴。

川芎茶调散《局方》　治久风化火，头痛及偏正头风。

川芎　白芷　羌活　防风　荆芥　薄荷

甘草炙，各一两　香附童便浸炒，二两

上为末，食后清茶调服二钱，日三服。妇人产后，黑豆淋酒服，轻者三服，重者五七服效。一本无香附，有细辛五钱。

清空膏 治头风湿热上盛，遇风即发。

羌活 黄芩各一钱，酒炒 甘草炙，七分 防风一钱 黄连五分，酒炒 柴胡四分 川芎三分 水煎，入清茶一匙服。

玉液汤《济生》 治眉棱骨痛。

半夏六钱，汤泡七次，切片作一服 生姜十片 水煎去渣，纳沉香末少许服。

玉女煎《景岳》 治水亏火盛，六脉浮洪大，头痛、牙痛、失血等症。

生石膏三五钱 熟地三五钱或一两 麦冬二钱 知母 牛膝各一钱五分

水煎服。

玉真圆《本事》[1] 治肾气不足，气逆上行，头痛不可忍，谓之肾厥，其脉举之则弦，按之则石坚。

硫黄二两 石膏煅 半夏汤洗 硝石各一钱五分

为末，生姜汁糊丸，如梧子大，阴干，每服二十丸，或姜汤或米饮下，更灸关元穴百壮。

补中益气汤方见《时方》

当归补血汤方见《时方》 治血虚头痛

按：加鹿茸三钱，沙参五钱，黄酒半杯煎，更效。又方：只用当归二两，黄酒四杯，煎一杯半，分两服效。

加味左归饮方见《时方》 治肾虚头痛如神。此余乡前辈胡先生新定方也。

清震汤《保命》[2] 治雷头风，头面疙瘩，憎寒拘急发热，状如伤寒疙瘩宜刺出血。

升麻二钱 苍术四钱 荷叶一个

水煎，食后服。

头风摩散方见《金匮》 治大寒犯脑头痛。

止痛太阳丹《奇效》[3]

---

〔1〕《本事》：《类证普济本事方》之简称，宋代许叔微著。

〔2〕《保命》：《素问病机气宜保命集》之简称，金代刘完素著。

〔3〕《奇效》：即《奇效良方大全》，明代董宿辑，后经方贤续补，杨文翰校正刊行。

天南星　川芎等分

为末，同莲须、葱白作饼，贴太阳痛处。

贴头痛风热病秘方

大黄　朴硝等分

为末，用井底泥捏作饼，贴两太阳穴。

气攻头痛方《奇效》

用蓖麻子、乳香各等分，捣成饼，贴太阳穴，如痛止，急于顶上解开头发出气，即去药。

透顶散《本事》　治偏正头风，远年近日皆效；并治鼻塞，不闻香臭。

细辛三茎　瓜蒂七枚　丁香七粒　粳米七粒，一作赤小豆　龙脑半分　麝香一分

研末，置小口罐中，紧塞罐口，令患人口含清水，随左右搐一豆大于鼻中，良久涎出即安不愈，三日后再搐。按：此本《金匮》纳药鼻中取黄涎之法，酒客多湿头重者宜之。

又法：治偏正头风，以生莱菔捣汁，令患者仰卧，以汁灌鼻中，左痛灌右，右痛灌左，左右俱痛俱灌之。又头风有偏正之殊，其病皆在少阳阳明之络，以毫针刺痛处数穴，立效。

张石顽云：外用法，不若蒸法最效。方用川芎半两，晚蚕砂二两，僵蚕如患年岁之数，以水五碗，煎至三碗，就砂锅中以厚纸糊满，中开钱大一孔，取药气薰蒸痛处，每日一次，虽年久者，三五次永不再发。平时置新鲜木瓜于枕边，取香气透达，引散肝风，亦良法也。

简易方　头风脑中空痛，用川芎、当归各三钱，共研末，黄牛脑一个和匀，分三次，热酒送下，尽醉卧，醒即愈。

头风诸药不效，用大附子一只切片，同绿豆一升今用二盏。煮熟，去附子，但服绿豆及汁即愈。

生姜贴法《种福堂》　治太阳风寒头痛及半边头痛。用生姜三片，将桑皮纸包好，水湿，入灰中煨熟，乘热将印堂、两太阳各贴一片，以带缠之立愈。

桂麝太阳膏《种福堂》　治风寒半边头痛。

肉桂心一分　麝香二厘　人言一厘[1]　细辛、辛夷各五厘　胡椒十粒

共为末，用枣肉捣丸，如豌豆大一粒，放膏中心，贴准太阳穴内，一日见效。如壮年火盛者，愈后服黄芩、大黄泻火，则痛自愈。

白芷细辛吹鼻散《种福堂》　治半边头痛。

白芷　细辛　石膏　乳香去油　没药去油

上各味等分，共研细末，吹入鼻中，左痛吹右，右痛吹左。

〔1〕人言：即砒霜，又名信石。李时珍云："砒，性猛如貔，故名；惟出信州，故人呼为信石，而又隐字为人言。"

卷五

膈证、反胃

膈者，阻隔不通，不能纳谷之谓也，又谓之隔食，病在胸膈之间也。上焦出胃上口，主纳；中焦并胃中，主腐化；下焦别回肠，主济泌。此症三焦失职，百无一生。丹溪指为胃脘干枯，以四物汤入牛羊乳、竹沥、韭汁之类主之。薛氏指为怫郁伤肝，肝木克土，以左金丸、逍遥散、六君子汤、归脾汤、六味丸、八味丸之类随症间服。易思兰本此法以治气膈[1]，晨吞八味丸百粒，暮服畅卫汤，开导其上，滋补其下，多效。赵氏以此病多得之五旬以上[2]，肾水既干，阳火偏盛，煎熬津液，三阳热结，则前后闭涩，下既不通，必反于上，直犯清道，上冲吸门[3]，须以六味丸料大剂煎饮，久服可挽十中之一二。然以余观之，膈症既成，终无治法。

问曰：既无治法，岂真坐视其亡耶？

修园曰：即欲服药，亦不过尽人事而已。吾乡老医某，只守程氏启膈饮一汤[4]，始服颇效，久不增病。然而痰火郁气阻逆于上者，亦藉为引导也，《己任篇》专取阳明[5]，以左归饮加生地、当归，亦所以开贲门、此门开则

〔1〕易思兰：名大艮，明末医家，著有《易思兰医案》一卷。

〔2〕赵氏：明代医学家赵养葵，赵氏继承薛立斋，发挥命门学说，强调水火阴阳之辨，喜以六味丸、八味丸治病。

〔3〕吸门：即会厌，七冲门之一。

〔4〕程氏启膈饮：指清代程国彭《医学心悟》中之启膈散，由沙参、丹参、茯苓、川贝、郁金、砂壳、荷叶蒂、杵头糠等药组成。

〔5〕《己任篇》：清代医学家高鼓峰所著。

能纳食。幽门、此门开则小便利。阑门此门开则大便润。之法也。此数方之意，皆仿于仲景大半夏汤用甘澜蜜水之法，而不知仲景取半夏以升降阴阳，藉人参以重生津液，复得蜜之滋润，灌溉流通，而阻隔之患乃免。程氏以半夏耗液为禁，岂知仲景麦门冬汤及此方之微旨哉？

张石顽云：古人指噎膈为津液干枯，故水液可行，干物梗塞，为枯在上焦。余窃疑之，若果津液枯槁，何以食才下咽，涎随上涌乎？故知膈咽之间，交通之气不得降者，皆冲脉上行逆气所作也。惟气逆，故水液不得居润下之常，随气逆涌耳。若以津枯而用润下之剂，岂不反益其邪乎？宜六君子汤加减，挟寒脉迟细者，加肉桂、附子；挟热脉数滑者，加枳实、黄连；若噎而声不出者，加五味子、竹茹；喉中有一块食物不下者，痰气也，加海石、诃子；膈间作痛，多是瘀血，加归尾、桃仁、韭汁、童便，甚者加大黄微利之。《千金》五噎丸、五膈丸，亦可择用。

按：张石顽主于冲脉上逆，诚千古灼见，亦从仲景大半夏汤悟出。然必谓润下之剂反益其邪，是因其涎沫之多，而狃于见症之陋习也[1]。冲脉不治，取之阳明，故仲景以半夏降冲脉之逆，即以白蜜润阳明之燥，加人参以生既亡之津液，石顽此论，得其半而遗其半也。盖人之胃中，叠积如膏脂者，谓之胃阴。今因冲气上逆，口呕出粘涎，即日亡其胃阴，尚得谓滋润之剂宜屏绝乎？余所以不敢阿好也[2]。

《人镜经》曰[3]：《内经》云，三阳结谓之膈[4]。盖足太阳膀胱经水道不行，手太阳小肠经津液枯涸，足阳明胃经燥粪结聚，所以饮食拒而不入，纵入太仓[5]，还出喉咙。人之肠胃一日一便，乃常度也。今膈食之人，五七日不便，陈物不去，新物不纳。俗医强分为五膈十噎，支派既多，并丧

---

〔1〕狃（niǔ 纽）：习惯了不知变通。

〔2〕阿好：附和的意思。

〔3〕《人镜经》：共八卷，不著撰者。由清代张英补，张吾谨重辑。

〔4〕三阳结谓之膈：见《素问·阴阳别论》，邪气郁结三阳，多引起气血郁结、上下不通的膈症。三阳指足太阳膀胱和手太阳小肠。

〔5〕太仓：胃主受纳饮食，故有“太仓”之称。

其实，标本不明，是以火里煨姜，汤中煮桂。胡椒未已，荜拨继之，丁香未已，豆蔻继之。虽曰和胃，胃本不虚；虽曰温脾，脾本不寒，此病之所以日盛也。法当用三一承气汤节次微下之，后用芝麻饮啜之。陈腐去而肠胃洁，症瘕尽而荣卫昌，饮食自进矣。

按：此法虽偏，而百无一生之症，急用之尚有余望，否则逡巡观望〔1〕，何济于事！

反胃症，朝食暮吐，暮食朝吐，初患者尚可治。王太仆云〔2〕：食不得入，是有火也；食入反出，是无火也。遵赵氏法，以六味丸治膈症，是“壮水之主，以制阳光”；以八味丸治反胃，是“益火之原，以消阴翳”。而自愚论之，食入反出，脾失其消谷之能，胃失其容受之能，宜理中汤温脾，加麦芽以畅达一阳之气〔3〕，与参术消补同行，土木不害，而脾得尽其所能。或吴茱萸汤温胃，藉吴萸以镇纳厥阴之逆气，合参枣甘温相济，震坤合德，而胃得尽其所能。而犹恐中土大寒，温补太暖，以干姜、吴萸、附子、荜拨，蜜丸，以火化之速。复恐燥热上僭〔4〕，伤上焦絪缊之气〔5〕，以沙参、白术、茯苓、麦芽、五谷虫、甘草、白蔻仁为末，厚裹于外；又以朱砂六一散为衣，使温和之药，在外先行于上，而辛热之药，由中焦以直达命门，熟腐水谷，续以八味丸收其全功。若病势之甚，第以八味丸缓服，未免迂阔矣。张石顽云：有阳虚不能统运，呕逆便秘，用人参大黄附子，攻之即通，瘀血在膈，阻滞气道而成者，用抵当丸，作芥子大，吞二钱。但饮热汤及食椒姜辄呃者，有瘀血也。

诊脉

浮缓而滑，沉缓而长皆可治，弦涩短小为难治。

大半夏汤方见《金匮》　**启膈饮**方见《实在易》　**三一承气汤**方见《时方》

---

〔1〕逡巡观望：心有顾虑，游移不前。

〔2〕王太仆：唐代医学家王冰，曾任太仆令，因而后世常称之为王太仆。

〔3〕一阳之气：即少阳之气。《素问·阴阳类论》：“一阳者，少阳者。”

〔4〕上僭：上越。

〔5〕絪缊之气：哲学术语。万物互相作用而变化生长的意思。

按：久病与羸败之人，前方未免太峻，余用麻仁丸及高鼓峰新方代之。高鼓峰悟王损庵治膈用大黄之妙[1]，融会一方，颇为稳当。方用熟地五钱，当归、白芍、桃仁、麻仁各三钱，微微润之。其形体如常，即以前方内加大黄一二钱，以助血药。

加减左归饮《经》云：肾乃胃之关，关门不利，升降息矣。关门即气交之中，天之枢也，故肾旺则胃阴充，胃阴充则能食。

《己任篇》曰：膈症一阳明尽之。予治荆溪潘尔修之膈，用左归饮去茯苓，加生地、当归两大剂，而便润食进；又十剂而两便如常，饮食复旧。盖以左归饮中有甘草，则直走阳明，以和其中；且当归、生地合用，则能清胃火以生其阴，胃阴上济则贲门宽展，故饮食能进；胃阴下达则幽门、阑门皆滋润，故二便如常。去茯苓者，恐其分流入坎[2]，不若专顾阳明之效速也。

和中畅卫汤

紫苏梗五分　香附醋炒　神曲炒　沙参各一钱　桔梗　连翘去子尖，各六分　木香四分　苍术　抚芎　贝母各八分　砂仁三分　生姜三片

水煎服。

易思兰自注云：香附、苏梗开窍行气；苍术健中，贝母开郁痰，连翘散六经之火，抚芎发肝木之困，神曲行脾之郁，木香逐气流行，桔梗升提肺气，沙参助正气而不助火，此方提上焦之火邪，乃火郁发之之义也。然徒用此方，而不兼补下之药，虽能解散于一时，其火无水制，必然复生，而痞满噎膈之痰，恐尤甚于前也。

愚按：《内经》云，隔塞闭绝，上下不通，则暴忧之病也。可见此病多起于郁结不舒，胃气不能敷布所致，张鸡峰所谓神思间病是也[3]。方中虽是解郁套药，而分两多寡，气味配合，似有独得之妙，又与八味丸间服，

---

〔1〕王损庵：明代医学家王肯堂。

〔2〕恐其分流入坎：恐其有利水伤阴之弊。坎，指肾。茯苓入肾经，有利水渗湿作用。

〔3〕张鸡峰：宋代医学家张锐，字子刚，四川人，曾任太医局教授，著有《鸡峰普济方》等。

所以多效。喻嘉言资液救焚汤，与八味丸间服，亦是此意。但救焚汤大凉大降，流于奇险，不如此汤之平易近人也。

五噎丸《千金》 治胸中久寒，呕逆妨食，结气不消。

干姜 蜀椒 吴茱萸 桂心 北细辛各一两 人参 白术各二两 橘皮 茯苓各一两五钱 附子一枚，炮

上为细末，炼蜜丸桐子大，酒服十五丸，日三服，渐加至三十丸。

五膈丸《千金》 治饮食不得下，手足冷，上气喘息。

麦门冬三两 甘草二两 蜀椒炒，去汗 远志肉 桂心 细辛 干姜炮，各一两 附子一枚，炮 人参二两

上为细末，炼白蜜丸弹子大，先食噙一丸[1]；细咽之，喉中胸尚热，药丸稍尽，再噙一丸，日三夜二服，七日愈。

张石顽曰：二丸同用参、附、椒、辛、姜、桂之类，一以肝气上逆，胃气不下而呕噎，用萸、橘以疏肝降逆，苓、术以健脾通津；一以肾气不蒸，肺胃枯槁而不纳，故用冬、草以滋肺和胃，远志以补火生土。又呕噎而药食可进者，频与小丸调之；膈塞而饮食不纳者，时用大丸噙之。其立法之详若此，可不辨而忽诸。

吴茱萸汤丸见《伤寒》 **理中汤丸**方见《伤寒》 **连理丸**理中丸加黄连 **八味丸**方见《时方》

又考隔食反胃及呕吐粒米不入之症，多系七情不遂，激动其气，气乱载血上逆，菀积于中，胃气阻隔，用生鹅血乘热饮之。取其生气未离，以血攻血，直透关钥，引宿积之瘀，一涌而出，而胸胁豁然。此法详于《苏东坡琐录》，前辈金湻还公即韩慕庐东垣[2]，俱已验效。推之生鸭血、生黄牛血亦可用。

西洋药酒方《锦囊秘授》 治隔食翻胃，一切痢疾水泻等症，立验。

红豆蔻去壳 肉豆蔻面裹煨，用粗纸包压去油 白豆蔻去壳 高良姜切片，炒

〔1〕噙：含化。

〔2〕金湻还公即韩慕庐东垣：待考。“湻”为“淳”的异体字。

甜肉桂去皮　公丁香各研净细末，戥准五分[1]

先用上白冰糖四两，水一饭碗，入铜锅内煎化；再入鸡子清二个，煎十余沸，入好烧酒一斤，离火置稳便处，将药末入铜锅内打匀，以火点著烧酒片刻，随即盖锅火灭，用纱罗滤去渣，入磁瓶内，用冷水去火气，随量少饮之。

缪仲淳秘传膈噎膏[2]

人参浓汁　人乳　牛乳　梨汁　蔗汁　芦根汁　龙眼浓汁

上七味各等分，加姜汁少许，隔汤熬成膏子，下炼蜜，徐徐频服之，其效如仙丹。

贝母糖酒方

好陈酒一斤　冰糖十两　贝母去心　砂仁　木香　陈皮各二钱

上咀片，入磁瓶内，箬叶扎紧[3]，上放米一撮，煮以米熟为度，每日清晨服一大杯。

糖姜饼　用糖坊内上好糖糟一斤，生姜四两，先将糖糟打烂，和姜再捣做小饼，晒干放磁瓶内，置灶烟柜上，每日清晨将饼一枚泡滚水内，少停饮汤。

八汁汤　治噎食。

生藕汁　生姜汁　雪梨汁　萝卜汁　甘蔗汁　白果汁　蜂蜜　竹沥

上各一盏和匀，饭上蒸熟，任意食。

牛羊人乳汁　治翻胃膈气。此证必起于肠枯血燥，大便三四日一次，粪如马栗。若如羊屎者不治；口常吐白沫者不治。

牛乳、羊乳、人乳，不拘分两，总宜常服，为生血润肠之妙药。

〔1〕戥（děng 等）：称金珠、药品使用的小秤。
〔2〕缪仲淳（？—1627）：即缪希雍，江苏常熟人，明代医家，著有《本草经疏》《本草单方》《先醒斋医学广笔记》等书。
〔3〕箬（ruò 若）叶：箬生南方平泽，根与茎皆似小竹。其叶似芦荻，可作笠、裹茶盐、包米粽等。

疟　证

疟疾不离少阳。少阳为半表半里，邪居表里之界，入与阴争则寒，出与阳争则热。争则病作，息则病止，止后其邪仍据于少阳之经[1]，浅则一日一作，深则二日一作，更深则三日一作。虽有别经，总以少阳为主，故仲景以“弦”字该本症之脉[2]。盖于治法只一小柴胡汤，热多烦渴，加知母、花粉；寒多身疼，加干姜、桂枝。治之得法，一二服可愈。朱丹溪云：无汗要有汗散邪为主，带补正；有汗要无汗补正为主，带散邪。大抵于小柴胡汤中，无汗，麻黄可加二钱，即三解汤意也；有汗，桂枝、酒芍可各加二钱，即柴胡桂枝汤意也。如三五作不休，即于前方加常山三钱，一服即愈。俗谓常山截疟，用之太早，则截住邪气而成他病。不知常山祛痰涌吐，从阴达阳之药，正所以鼓邪气外出，何截之有？余每合穿山甲、金银花三味，取其通达经络。又以人参、当归、白术、何首乌之类择用一二两为君，于疟未出时，服之多愈。至于方书分定名色[3]，多歧反惑。而所应别者，如单寒无热为牝疟[4]，宜理中汤、理阴煎加柴胡主之；单热无寒为瘅疟[5]，或先热后寒为热疟，宜白虎汤加桂枝主之；劳役饥饱过度为劳疟[6]，宜补中益气汤加柴胡主之；受山岚瘴气为瘴疟[7]，宜藿香正气散、平胃散加柴胡主之；久疟心腹有块者，名疟母，以鳖甲饮主之。只此数症，略宜分别，究亦不离少阳一经也。若疟

〔1〕据：占据。

〔2〕该：通“赅”，包括。

〔3〕分定名色：划分各种各样的类型。

〔4〕牝（pìn 聘）疟：古病名，疟的一种。寒战较甚的疟疾，多因元阳虚弱，邪伏少阴所致。牝，代表雌性，阴性。

〔5〕瘅（dàn 旦）疟：古病名。指发热较甚的疟疾，因感邪后里热炽盛而发。

〔6〕劳疟：久病劳损，气血两虚而致的疟疾。证候特点为寒热不甚，气虚多汗，饮食少进，每遇劳即发。

〔7〕瘴疟：感受山岚瘴气而发的一种疟疾。证候特点为寒多热少，或热多寒少，每日发或间日发，烦闷身重，昏沉不语，或狂言谵语。

痢交作，只以小柴胡汤疏少阳之气，则陷者自举，加花粉三钱，滋阳明之液，则滞者自通；或即以此汤送香连丸一钱五分；挟虚者，以补中益气汤倍柴胡，煎送香连丸二钱。此薛立斋先生之心法也。

小柴胡汤方见《伤寒》

男元犀按：凡服治疟药，宜疟未至前三时服，或煎两服，一服于疟期五鼓时服〔1〕，留一服于疟未至前二时服最妙。凡治疟药，古法必露一宿，以疟为暑邪，暑气得露而消也。又近医以初疟忌用人参、白术、茯苓，此说本之《嵩崖尊生》〔2〕。余虽不满，亦当从众，今即照《嵩崖》去人参，加青皮一钱五分，寒多加干姜、桂枝各二钱，热多加知母、花粉各二钱，或加黄连、石膏。本方去人参，加常山、草果、知母、槟榔、川贝母各二钱，名清中驱疟饮，大意以无痰不成疟，此方为治疟之总方也，然亦多效。

鳖甲饮

鳖甲三钱，醋炙　白术炒　黄芪　川芎　酒白芍　槟榔　草果煨　厚朴　陈皮　甘草各一钱　生姜三片　枣肉三枚　乌梅一枚

水煎服。

又有久疟流连不愈，及三阴疟三日一作者，当分五脏之虚，而施温补，宜以景岳何人饮、休疟饮常服。疟作之期，或加少阳药一二味，及常山、川山甲、附子、金银花之类，以通经络。或用人参一两，生姜一两，浓煎服之，此不截之截法也。家贫者，以冬白术一二两代之；血虚者，以当归一两代之。

疟虽有五脏之分，而久疟证治法，只以补脾为主。盖以土为万物之母，五脏六腑皆受荫焉。况疟为少阳之邪，戊己之土久受甲木之克〔3〕，扶弱抑强之法，权实操于医者。宜于六君子汤、四君子汤、补中益气汤诸方加之意焉。

---

〔1〕五鼓：指五更，约清晨五时。

〔2〕《嵩崖尊生》：清代景日昣著，共十五卷。

〔3〕戊己之土久受甲木之克：意指少阳胆经之邪长期侵犯脾胃。按五行比类，胃为戊土，脾为己土，胆为甲木。

何人饮

何首乌一两，不见铁或生用[1]　人参二、三钱或一两　陈皮一、二钱，虚者不用　煨生姜二、三钱

水煎服。

休疟饮

何首乌四钱或一两　人参二三钱　白术三钱，炒　当归三钱　炙甘草一钱

阴阳水煎服。

又久疟不愈，必求之肾。如肾水不足，热多者，以六味丸加味主之；肾火不足，寒多者，以八味丸加味主之。高鼓峰医案云：余治一人三阴疟不愈，令吞八味丸，服人参养荣汤，冬至日再加附子一钱，至半夜汗出而愈。汗出者，阳回之兆，亦邪解之征也；愈于冬至日者，以阳生而阴退也。

疟疾脉象

疟脉自弦，浮弦表邪，沉弦里邪，洪弦属热，迟弦属寒，滑弦食积。久疟之脉，微细虚弱，渐缓则愈，弦紧则殆，土败双弦，代散莫救。

雄黄龟酒方　治三日久疟神妙。

用活大乌龟一个，连壳，左右肩上各攒一孔，以明雄黄六钱研细末，每孔糁入三钱[2]，外以磁黄泥包固，勿令泄气。炭火上煅存性，研细末。每服一钱，空心陈酒送下二、三服即止。

香圆雄黄散《种福堂》

陈香圆一个[3]，去顶皮，大者，每只加透明雄黄三钱，研细末，糁入香圆内。炭火中煅存性，再研极细末。每服七分，用软腐衣作六七包好咽下，此日不可吃汤水，任其呕去顽痰。

斑猫截疟丹《种福堂》

〔1〕不见铁：指首乌的加工炮制均忌用铁器。

〔2〕糁（sǎn 伞）：撒入。

〔3〕陈香圆：指旧香橼。

斑猫[1]　巴豆肉　朱砂各一钱　麝香二分　雄黄一钱五分　蟾酥五分

上用黑枣三枚，捣丸如绿豆大，贴眉心一周时，揭下投长流水中。

常山草果散《种福堂》

常山　草果　川乌　草乌　陈皮　甘草各一钱，研末

用绢袋盛贮，闻于鼻间，疟即止，不必煎服。

椒雄贴脐丸《种福堂》

胡椒　雄精[2]

上二味等分研末，将饭研烂为丸，如桐子大，外以朱砂为衣。将一丸放在脐中，外以膏药贴上，疟即止。

术姜乌枣丸《种福堂》

白术一斤　生姜一斤，捣出汁，拌白术渣晒干

上为细末，将黑枣一斤煮烂，去皮核为丸。

桂麝椒雄膏《种福堂》　治虚寒疟。孕妇忌贴。

桂心一分　麝香三厘　雄黄七厘　川椒七枚

共研细末，纳脐中，外以膏药贴之。

荸荠烧酒《种福堂》　治不论双、单疟。

用大荸荠，将好烧酒自春浸至秋间。如疟至不贪饮食，食则胀满不下者，每日服荸荠两个，三日即愈。

〔1〕斑猫：即斑蝥。

〔2〕雄精：质量好的雄黄。

痢　证

王损庵云：痢症不外湿热二字，所受不外阳明一经，阳明为多气多血之府。湿，阴邪也，湿胜于热，则伤阳明气分，而为白痢；热，阳邪也，热胜于湿，则伤阳明血分，而为赤痢；湿热俱盛，则为赤白俱见。初病即以芍药汤主之，大意以行血则脓血自愈，调气则后重自除，真百发百中之奇方也。若发热头痛，脉浮而紧，是风寒郁而不解，内陷而为痢，宜以人参败毒散，鼓之外出，苟得微汗，其痢自松，若徒用痢门套药，杀人不少。大抵痢症渐久渐虚，而用药亦宜渐补渐调，四君子汤、六君子汤、四物汤、补中益气汤之类煎送香连丸，是薛立斋先生治法，余遵用甚效。

芍药汤方见《时方》　治痢初起，腹痛里急后重者。

小便短涩者，加滑石二钱、泽泻钱半；腹痛者加砂仁一钱；滞涩难出者，加当归、白芍各钱半，甚者加大黄一钱；若食积者，加山楂三枚；白痢者，加陈皮、砂仁、茯苓各一钱；红痢者，加川芎、桃仁各一钱；红白相杂者，加川芎、桃仁以理血，滑石、陈皮、苍术以理气；如呕吐食不下者，加黑栀、莲子（去壳）三钱，仓米三钱，入生姜汁一滴，缓缓呷之[1]，以泻胃口之热湿。

人参败毒散方见《时方》

加味平胃散

苍术二钱　陈皮　甘草各一钱　厚朴一钱五分　猪苓　黄芩　泽泻各一钱五分　干姜五分　白芍三钱　陈仓米五钱

水煎服。色红去干姜，加当归三钱，黄连一钱。

香连丸方见《时方》

张景岳谓痢症是夏月畏热贪凉，过伤生冷，至大火西流[2]，新凉得气，

〔1〕呷（xiá 匣）：小口吸饮。
〔2〕大火西流：大火星向西移动。大火，十二星次之一。每年旧历七月起，此星逐渐向西移动。古人常把“大火西流”或“七月流火”，喻为时序入秋。

则伏阴内动，应时而为下痢。初起宜抑扶煎、佐关煎温药以调之导之；久痢用胃关煎，温补命门真火，以扶脾土，则痢自止。景岳此说虽偏，不可尽信，而阴藏之人，素多寒病，一有不慎，即患此症，不可不知。余每于此症初起，察其脉迟而细、手足俱冷、腹痛而里急后重者，以干姜二钱，附子一钱，吴萸一钱，当归三钱，炙甘草一钱，大黄、白芍各一钱五分温通之；久痢每以八味丸与补中益气汤间服收功。粟壳、诃子、赤石脂、肉豆蔻兜涩之药，不可早服，久痢亦不可废。

又噤口痢，以人参一钱，石莲肉二钱，川连一钱，入生姜汁少许，缓缓呷之。《种福堂》用五谷虫三钱，微炒研末，以米汤送下。

又休息痢，流连年余不愈，愈而又作。是兜涩太早，余邪未净，宜巴豆仁一钱，研去油净，当归一两，莱菔子五钱（炒），同研为末，以冬蜜为丸，如桐子大。每空心以开水送下三丸至七丸，以竭其余邪自愈。

张石顽曰：血色鲜紫浓厚者，属热；若瘀晦稀淡如玛瑙色者，为阳虚不能制阴而下，非温理其气，则血不清。理气如炉冶分金，最为捷法。设不知此，概行疏利之法，使五液尽随寒降而下，安望有宁止之日哉！以伏龙肝二两，取其温暖土脏，煎汤代水，煮参、术、苓、草、姜、桂等药，多取奇效。

五色痢是精气受伤，五液不守之患，宜益火消阴，实脾隄水〔1〕，兼分理其精气。即噤口不食者，亦不出此法。

又曰：丹溪治噤口痢，多用石莲子。今此物真者绝无，余常用藕汁煮熟，稍加糖霜频服，兼进多年陈米稀糜，调其胃气取效，此即石莲子之意也。

又曰：休息痢服补中益气数剂不应，反下鲜紫血块者，此久风成飧泄〔2〕。风气通于肝，肝伤不能藏血也，三奇散倍防风，加羌、葛、升麻。其一切利水破气药，皆为切禁。

三奇散　治痢后下重。

〔1〕隄水：防止水溢。隄，“堤”的异体字。这里作动词用，有防范、防备的意思。

〔2〕飧（sūn　孙）泄：病名。由肝郁脾虚、清气不升所致，见大便泄泻清稀，并有不消化的食物残渣，肠鸣，腹痛，脉弦缓。

枳壳生　防风各一两　黄芪二两

为散，每服二钱，米饮下。

伏龙肝汤丸　治胎前下痢，产后不止。

炮黑山楂肉一两　熬焦黑糖二两

二味一半为丸，一半为末，用伏龙肝二两，煎汤代水，煎末二钱，送前丸二钱，日三夜二服，一昼夜令尽。气虚加人参二三钱以驾驭之，虚热加炮姜、肉桂、茯苓、甘草，兼感风寒，加葱白、香豉；膈气不舒，磨沉香汁数匙调服。

羊脂煎《千金》　治久痢不瘥。

羊脂一棋子大　白蜡二棋子大　黄连末，一升　酢七合，煎取稠　蜜七合，煎取五合　乌梅肉二两　乱发炭洗，去垢腻，烧末，一升

上七味，合纳沙锅中汤上煎之，搅可丸，饮服如桐子大三十丸，日三服。

张石顽曰：羊脂性滑利，《千金方》用治久痢不瘥，专取滑利，以通虚中留滞也。其后且有羊脂、阿胶、蜜蜡、黍米作粥方，深得炎帝《本经》补中寓泻之意[1]。

生死症及脉法

身不热者轻，身热者重，发热不休者死；能食者轻，不能食者重，绝食者死。发呕者死，直肠自下者死，久痢忽大下结粪者死，小儿出痘后即发痢者死，妇人新产即发痢者死。涩为血少，尺微厥逆，滑大主积，浮弦急死，沉细无害。

〔1〕炎帝《本经》：指《神农本草经》，炎帝即神农氏。

痢疾续论

次男元犀按：近传治痢有三禁，一曰发汗。盖以下利一伤其津液，发汗再伤其津液，津液去则胃气空，而下出之浊气，随汗势而上入胃中，遂成胀满难治。二曰利水。盖以痢疾里急后重，滞痛难忍，若前阴过利，而后阴愈涩，而积滞之物欲下甚难。三曰温补。盖以痢为湿热所伤，得温则以火济火，恐致腐肠莫救，得补则截住邪气，多致流连难愈。此三者，时医传受之心法也，然亦有不可泥者。《医学真传》曰：凡痢疾初起，发热不休，非肌肤有邪即经络不和，温散而调营卫，外邪一解，其痢自松。若概以为热，开手即用寒凉，多有陷入变剧者不少。故喻嘉言所谓下痢必从汗先解其外，后调其内，首用辛凉以解其表，次用苦寒以清其里，一二剂愈矣。用治痢之方再加发表之药。失于表者，外邪但从里出，不死不休。故虽百日之远，仍用逆流挽舟之法，引其邪而出之于外，则死症可活，危证可安，人参败毒散主之，服后必有暂时燥热，顷之邪从表出，热自解矣。此可见发汗是治痢之要法也。又喻嘉言有急开支河一法。谓热邪之在里者，奔逼于大肠，必郁于膀胱。膀胱结热，则气不化而小便短赤，不可用逆挽，宜从其小便而顺导之。然而水出高源，尤宜用辛凉之药清肺之化源。《金匮》有下利肺痛者，紫参汤主之，通因通用。气利，诃黎勒散主之，通以下涎液，消宿食，破结气；涩以固肠脱，通塞互用之意也。亦见利水非古人之所忌也。至于温补法，详于《景岳全书》，如佐关、抑扶二煎，非温剂乎？胃关煎非补剂乎？虽矫枉之说不能无偏，亦堪为肆用芩连楂朴者之救弊也，谁曰治痢有三禁乎？

喻嘉言曰：又有骤受暑湿之毒，水谷倾囊而出，一昼七八十行，大渴引水自救，百杯不止。此则肠胃为热所攻，顷刻腐烂，更用逆挽之法，迂矣！远矣！每从《内经》通因通用之法，大黄、黄连、甘草一昼夜连进三五十杯，俟其利止渴缓，乃始平调于内，更不必挽之于外。盖邪如决水转石，乘势出尽，勿可挽也。

又曰：治疟之法，当从少阳而进退其间，进而从阳，则从少阳为表法固矣。乃痢疾之表，亦当从于少阳。盖水谷之气，由胃入肠，疾趋而下，始焉少阳生发之气不伸，继焉少阳生发之气转陷。故泛而求之三阳，不若专而求之少阳，俾苍天清净之气，足以升举水土物产之味，自然变化精微，转输有度，而无下利奔迫之苦矣。况两阳明经所藏之津液既已下泄，尤不可更发其汗，当从少阳用和法，全非发汗之意。津液未伤者，汗出无妨；津液既伤者，皮间微微得润，其下陷之气已举矣。

小柴胡去半夏加栝蒌根汤方见《金匮》

喻嘉言曰：此方乃少阳经半表半里之的剂[1]。原方用半夏之辛温，半兼乎表，今改用栝蒌之凉苦，半兼乎里，退而从阴，则可进而从阳，不胜其任矣。但不必更求他药，惟于柴胡增一二倍用之，尤为进之之法也。

人参败毒散方见《时方》

喻嘉言曰：活人此方，全不因病痢而出，但余所为逆挽之法，推重此方，盖藉人参之大力，而后能逆挽之耳。

胃关煎见泄泻

佐关煎《景岳》 治生冷伤脾、泻痢未久者，宜此汤，此胃关煎之佐也。

厚朴炒 陈皮各一钱，炒 山药 扁豆 猪苓 泽泻各三钱 干姜二三钱，炒 肉桂一二钱 甘草七分，炙

水煎服。

如腹痛者，加木香、吴萸之类；泄甚者，加故纸、肉蔻之类。

抑扶煎《景岳》 治暴伤生冷，致成泻痢，初起血气未衰者，此胃关煎表里药也。

厚朴 陈皮 乌药各一钱五分 猪苓 泽泻 炮干姜各二钱 吴茱萸五七分 甘草一钱，炙

水煎服。

斗门秘传方方见《时方》 治毒痢，脏腑撮痛，脓血赤白，或下血片，日

[1] 的剂：准确的药剂。的，确实，的确。

夜不息，及噤口恶痢他药所不能治者，立见神效。

附子丸《圣济总录》　治洞泄寒中，注下水谷，或痢赤白，食已即出，食物不消。春伤热风，邪气流连，至长夏发为洞泄。阴生于午，至未为甚。长夏之时，脾土当旺，脾为阴中之至阴，故阴气盛；阴气既盛，则生内寒而洞泄矣。

附子　乌梅肉各一两，炒　川连二两，炒　干姜一两半，炒

蜜丸桐子大，米饮下二十丸。

通圣散《圣济总录》〔1〕　治血痢腹痛，日夜无度。

大枣　乌梅各三枚　甘草三钱　干姜一钱五分

水煎服。

和中散《圣济总录》　治冷热痢，腹痛里急。

附子一钱四分，赤痢减半　川连一钱四分，白痢减半　乳香一分五厘

共为末，米饮汤下，未止，用青皮再下三服。

黑豆汤《圣济》　治赤白痢服药不止。

黑豆炒去皮，四两　甘草二两

用绵裹，入湖水煎二杯，分二服。

〔1〕《圣济总录》：宋徽宗赵佶敕撰。

卷六

伤 暑

夏日炎炎，耗伤元气，故病必体倦脉弱，身热自汗，烦躁，面垢唇青。李东垣以动而得之为中热，静而得之为伤暑，热阳而暑阴也。其实未确。盖以“暑”字从日，暑即热也，何必分名！但动静二字，是阴阳分别，兹仍分动以得之，静以得之，以为此症提纲。

何谓动以得之？长途赤日，荷重作劳，因而致病。如大热、伤暑而发热头痛，与伤寒症同，但伤寒脉浮而紧，伤暑脉洪而虚，以此为辨。香薷是解表却暑之药，夏月之用香薷，冬月之用麻黄同义也。大渴、脉浮、自汗，以白虎人参汤主之。更加身体重著，是暑而挟湿，宜苍术白虎汤主之；若有吐泻腹痛，此方不可轻用也。若前症发热身疼，口燥咽干，或吐或泻，宜黄连香薷饮主之。又有暑风症，因暑气鼓激痰火，塞碍心窍，以致卒倒不省人事，宜吐之，或以千金消暑丸灌之。

白虎汤见《伤寒》　一加人参二钱，名白虎人参汤，治汗出、恶寒、身热、大渴等症。一加苍术二钱，名苍术白虎汤，治汗出、身热、足冷等症。

黄连香薷饮方见《时方》　去黄连，名香薷饮，治同。

暑风发搐，加羌活、秦艽各一钱；泻利，加白术、茯苓各一钱五分；虚汗不止，加白术一钱五分，炙黄芪三钱；心烦，加栀子，朱砂各一钱；呕吐，加半夏二钱，藿香、陈皮各八分，姜汁少许。

何谓静以得之？避暑于深堂大厦，为阴寒所遏，暑不得越，手足厥逆者，大顺散主之。霍乱吐泻口渴者，五苓散主之；不渴者，理中汤主之。亦有以二汤送下六一散三钱者，巧法不可言传也。

大顺散

干姜一钱，炒　甘草八分，炒　杏仁六分，去皮尖，炒　肉桂六分

共为末，每服五钱，水一钟，煎七分服。如烦躁，井花水调下三四五钱。

又有遇夏即病，秋后即愈，是暑伤元气，如草木遇盛日则萎，得雨露则挺，名曰疰夏症。宜补中益气汤，照薛氏医案，去升麻、柴胡，加麦冬一钱五分，五味、黄柏各五分，炮姜三分，服三四剂。

又生脉散、清暑益气汤、六一散，皆却暑之良方，一切暑病，不可须臾离之。学者当于三方求其奥旨，难以缕陈[1]。

脉法

伤暑，脉洪而虚。

大蒜新汲水方　治中暑法。

大蒜一把，同新黄土研烂，以新汲水和之，滤去渣，灌入即活。凡中暑伤暑，不可便与冷物，俟稍苏，方可投冷物，则中气运动无患也。

田中干泥圈脐方　治中暑昏眩，烦闷欲绝，急救法。取田中干泥，做一圈，堆在病人肚上，使少壮人撒尿于泥圈肚脐中，片时即得生苏矣，后不可饮冷汤，须进温米汤。

丝瓜白梅方　治中暑霍乱。

丝瓜叶一片　白霜梅一枚，并核中仁

上同研极烂，将新汲水调服，入口立瘥，切不可饮热汤。

陈皮藿香汤　治伤暑急暴霍乱吐泻方。

陈皮五钱　藿香五钱

上用土澄清水二杯，煎一杯，服之立愈。

扁豆饮　治伤暑。

取扁豆叶捣汁一碗，饮之立愈。

---

〔1〕缕陈：详细的说明。

盐姜汤 治伤暑霍乱，上不得吐，下不得泻，身出冷汗，危在顷刻者。

食盐一两 生姜五钱，切片

同炒变色，以水一大碗煎服，吐出自愈，不可热服。好后切不可遽吃饮食[1]，俟饿极后，方可吃稀粥。

取新汲水法俱见《种福堂》 治中暑昏眩，烦闷欲绝。急救，挖地深三尺，取新汲水倾入坑内，搅浊，饮数瓯即愈。

〔1〕遽（jù 巨）：急速。

肿　证

肿者肿于外，胀者胀于内，二证宜分看，然二症相因亦宜合看。

肿者，皮肤肿大，古人有气、水之分。其实气滞则水不行，水不行则气愈滞，二者相因为病。《水胀篇》以按其腹窅而不起者为气肿[1]，按其腹随手而起如囊裹水之状者为水肿。景岳反其说，以水证按之窅而不起，此水在肉中，如糟如泥之象，未必如水囊之比；按之随起，惟虚无之气，其速乃然。余阅历之久，知二说亦不必拘。大抵肿微则按之随起，肿甚则按之不起；两胁及转动之处，按之即起，足面及膝股内侧，按之不起。辨症不必以此为凭，当于小便之利与不利，以分阴阳；身之多热与多寒，脉之洪大与细微，以分寒热；病之起于骤然，与成于积渐，及年高多病，与少壮无病之人，分其虚实；以先腹而后及四肢，或先四肢而后及于腹，分其顺逆。景岳云：水、气本为同类，治水者当兼理气，盖气化水自化也；治气者亦当兼行水，以气行而水亦行也。此症当与癃闭症参看。

初患肿病，气喘不得卧，以五皮饮为第一方。盖此方以皮治皮，不伤中气，所以为妙。

苦肿而兼胀，小水不利，宜胃苓汤主之；或以四苓散，以半熟蒜捣丸服，极妙。

五皮散

按：上身肿宜发汗，加苏叶、荆芥、秦艽各一钱五分；下身肿宜利水，加赤小豆、木通各一钱五分，防己一钱。口渴多热，小便不利，为阳水，加滑石、木通、车前子、麦冬各一钱五分，木香五分；不渴，小便自利，多寒，为阴水，加白术、苍术各二钱，附子、干姜、木香各一钱。

脉滑实，腹胀胁满，加生菔子一钱五分，白芥子八分，枳实一钱，半夏二钱。

---

〔1〕窅（yǎo 咬）：深貌。

妇人经水不调而肿，是血化为水，名水分，加红花八分，桃仁、香附各一钱五分；妇人经水适断即肿，是水化为血，名气分，加当归三钱，五灵脂（醋炒）一钱五分，香附一钱五分。按：服此方愈后，必以加减肾气丸及六君子汤之类收功。

胃苓散俱见《妙用》

四苓散加味为丸

白术一两，炒　茯苓二两　猪苓一两　泽泻一两

研末，以半熟蒜为丸，如绿豆大，开水送下三五钱。

肿症积渐而成，及久而不愈，气喘，口渴，不卧，腹胀，小便短少，大便微溏，一切危症，不外薛氏加减肾气丸主之。张景岳曰：《内经》云肾为胃关，关门不利，故聚水而从其类也。然关门而何以不利也？《经》曰：膀胱者，州都之官，津液藏焉，气化则能出矣。夫所谓气化者，即肾中之气也，即阴中之火也。阴中无阳，则气不能化，所以水道不通，溢而为肿。故凡治气者，必先治水，治水者必先治气。若气不能化，则水必不利。惟下焦之真气得行，始能传化；惟下焦之真水得位，始能分清。求之古法，惟薛立斋先生加减肾气丸，诚对症之方也。余屡用之，无不见效。

薛氏加减肾气丸

熟地四两　茯苓三两　山茱肉　山药　丹皮　牛膝　泽泻　车前　肉桂各一两　附子五钱

炼蜜丸如桐子大，每服三钱，开水送下，一日两服。如素禀阳盛，三焦多火、烦渴、面赤、喘嗽、脉滑实，此湿热相因，阴虚之证，去桂、附，加麦冬主之。

《医学心悟》云：下焦湿热，去桂、附，加黄柏、蛤蜊粉最妙。

麻黄附子汤方见《金匮》　去附子加杏子、石膏，名杏子汤。

又《明医指掌》云[1]：肿势太盛，内而膀胱，外而阴囊，相连紧急，阻塞道路，虽加利水之剂，苦无一线之通，病何由去？必开大便以逐其水，

〔1〕《明医指掌》：明代皇甫中著，王肯堂订补，共十卷。

随下而随补，则病已去而脾无恙，渐为调理，庶可得生，慎毋守利水之旧规也。如肿势未盛，还以利水为上策。

按：此法惟少年体壮，可以偶用，否则不可轻试。

脉色

脉沉迟，大便滑，小便利，口不渴，面青白，为阴；脉沉数，大便燥，小便赤，口渴面赤，为阳。大抵脉喜浮大，忌迟细。

仲景云：水肿脉浮者死。谓肿盛皮肤甚厚，脉浮于皮毛之外，轻扪之如隔一纸，是死脉。

肿胀危候

大凡水肿，先起于腹而后散四肢者，可治；先起于四肢，而后归于腹者，难治。掌肿无纹者死；大便滑泄，水肿不消者死；唇黑、唇肿、齿焦者死；脐肿突出者死；缺盆平者死；阴囊及茎俱肿者死；脉绝、口张、足肿者死；足跗肿、膝如斗者死；肚上青筋见，泻后腹肿者死；男从身下肿上，女从身上肿下，皆难治。

灯草萝卜汤《种福堂》　治肿胀。

灯草一大把，先将水四碗煎至三大碗　萝卜子一两，微炒　砂仁二钱，微炒

将二味研末，倾入灯草汤内，略滚，即盛入壶内，慢慢吃下。吃尽不见效，如前再煎一服，俟腹响放屁，小便长，而肿即退。

胀　证 宜参看肿证

胀者，心腹胀满。实者胀起于骤然，便实，脉滑而实，宜散之，消导之，攻下之；虚者胀成于积渐，小便利，大便滑，脉涩小虚微，病在中焦，以参、术补之。病在下焦，以桂、附、吴萸温之，或兼行滞之品而标本并治。亦有与肿证相兼者，当参看肿证辨证法。

胀而属热，脉实而滑者，廓清饮主之。

廓清饮

枳壳二钱　姜朴一钱五分　大腹皮一钱　白芥子五、七分或一二钱　茯苓皮二钱　莱菔子生捣一钱，如中不甚胀、能食者，不必用　泽泻一二钱　陈皮一钱

水煎服。

胀而属寒者，胃苓汤主之，兼小便不利者，四苓散以蒜为丸主之。二方见肺证。

胀而属七情所致者，宜四七汤主之，逍遥散亦主之。

四七汤

半夏三钱　茯苓三钱　厚朴二钱　苏叶一钱　生姜三片

水煎服。

此方妙在紫苏叶一味，辛以散结，香以醒脾，而顺气消胀行水，乃其余事。

逍遥散方见《时方》　此证宜加半夏二钱，以降逆气；加生麦芽二钱，以达肝气。盖麦先春而萌芽，得春生之气最早也。胀而属虚者；脉微弱细小，喜摩按，二便利，气衰言微，宜六君子汤、理中汤，合八味丸服之。

单腹胀，死证也，或青年壮健，起于骤然，若心下坚大如盘者，以《金匮》桂枝去芍药加麻黄附子细辛汤，直捣其痰水气血之巢穴，嗣以枳术散消补并施，可救十中之一。然此犹实证也。若虚证难治，攻之则速其危，补之愈增其胀。余家传有消鼓丹，加白术一两，试用四、五剂不增胀，方可议治。但

消鼓丹方中阳起石无真，硫黄非从倭来亦不能效[1]，故方亦不列。又名鼓胀，以外实中空，其状如鼓也。又名蛊胀，《易》曰："蛊，坏极而有事也。"人病蛊者，脾土败坏，身不即死复有事也，事犹病也。

桂枝去芍药加麻黄附子细辛汤方见《金匮》

枳术散方见《金匮》

白术四两　枳实二两

研末，每服三钱，谷芽汤送下。

脉象

喜浮大，忌虚小，余参看肿证脉。

萝卜牙皂散　治五膨神方。

萝卜子四两，用巴豆十六粒同炒　牙皂一两五钱，煨去弦　沉香五钱　枳壳四两，火酒煮，切片炒　大黄一两，酒焙　琥珀一两

上共为末，每服一钱，随病轻重加减，鸡鸣时温酒送下，姜汤下亦可。后服金匮肾气丸调理收功。

蕉扇千金滑石散　治水膨。

陈芭蕉扇去筋，烧灰存性，五分　千金子去油壳，一分五厘　滑石二分

共为细末，以腐皮包，滚水送下，一服全愈。

黄牛粪散　治膨胀。

用四五月时黄牛粪阴干，微炒黄香，为末。每服一两，煎半时，滤清服之，不过三服即愈。

葫芦糯米酒散　治中满膨胀。

陈葫芦一个，要三四年者佳　糯米一斗

作酒待熟。用葫芦瓢于炭上炙热，入酒浸之，如此五六次。将瓢烧灰存性，为细末，每服三钱，酒下。

猪肚大蒜汤　治膨胀。

---

〔1〕倭（wō 窝）：旧称日本人为倭人。此处指琉球群岛。《庚辛玉册》云：硫黄有二种，石硫黄，生南海琉球山中。

雄猪肚子一个　入大蒜四两　槟榔研末　砂仁研末，各三钱　木香二钱

砂锅内用河水煮熟，空心服猪肚，立效。

桔叶青盐汤　治肝气胀。

乌梅三个　鲜桔叶三钱　青盐三分　川椒二钱

水煎，空心服。

虾蟆砂仁散　治气膨。

将大虾蟆一只破开，用大砂仁填满腹中，黄泥封固，炭上煅红，冷定去泥研末，陈皮汤调服，放屁即愈。

萝卜砂仁散　治气膨气胀。

萝卜子二两捣研，以水滤汁，用砂仁一两浸一夜，炒干，又浸又晒，凡七次，为末，每米汤送下一钱。

田螺解胀敷脐方俱见《种福堂》　治一切膨胀，肚饱发虚。

大田螺一个　雄黄一钱　甘遂末一钱　麝香一分

先将药末用田螺捣如泥，以麝置脐中，放药脐上，以物覆之，束好，待小便大通，去之。重者用此相兼，小便大通，病即解矣。

消渴

伤寒太阳证消渴，小便不利，宜五苓散；厥阴证消渴，宜大承气汤之类，与杂病之消渴，名同而病异，宜分别之。

《经》云：心移热于肺，传为鬲消，昔医名为上消，以白虎汤加人参治之。又云：大肠移热于胃，善食而瘦，昔医谓之中消，以调胃承气汤下之。下消者，烦躁引饮，耳轮焦干，小便如膏，或饮一升溺一升，饮一斗溺一斗，以肾气丸主之。

赵氏曰：治消之法，无分上中下，先治肾为急。惟六味、八味及加减八味丸随症而服，降其心火，滋其肾水，则渴自止矣。白虎、承气皆非所治也。或曰：人有服地黄汤而渴仍不止者，何也？曰：此方士不能废其绳墨[1]，而更其道也。盖心肺位近，宜制小其服，肝肾位远，宜制大其服。如上消中消，可以前丸缓而治之；若下消已极，大渴大燥，须加减大八味丸料一斤，内肉桂一两，水煎六七碗，恣意冰冷饮之，睡熟而渴如失矣。处方之制，存乎人之变通耳。

或问下消无水，用六味丸以滋少阴肾水矣，又加附子、肉桂者何？盖因命门火衰，不能蒸腐水谷，水谷之气，不能熏蒸上润乎肺，如釜底无薪，锅盖干燥，故渴。至于肺亦无所禀，不能四布水精，并行五经，其所饮之水，未经火化，直入膀胱，正谓饮一升溺一升，饮一斗溺一斗，观其尿味甘而不咸可知矣。故用桂、附之辛热，壮其少阴之火，灶底加薪，枯笼蒸溽[2]，槁苗得雨，生意维新。惟明者知之，昧者鲜不以为迂也。

张隐庵讳志聪[3]，本朝人，著《本草崇原》并《侣山堂类辨》。曰：有脾不能为胃行其津液，肺不能通调水道，而为消渴者。人但知以清凉药治消，而不

---

〔1〕方士：方术之士，此处引申为医生。绳墨：法度，规矩。

〔2〕溽（rù 褥）：湿。

〔3〕讳：古人对长辈不能直呼其名，以表示尊敬，所以把名叫作讳。

知脾喜燥而肺恶寒。试观泄泻者必渴；此因水津不能上输，而惟下泄故尔。以燥脾之药治之，水液上升，即不渴矣。故以凉润治渴，人皆知之，以燥热治渴，人所不知也。

附案

辛亥岁到义溪，有一妇人，产后一年，口渴不止，服药不效，予用四君子汤加麦冬、乌梅、生干姜，蜜丸弹子大，令其噙化，三日至十日全愈。方中妙在白术之苦燥，干姜之辛热，所以鼓胃气而升其水液也。

玉泉散 治消渴。

白甘葛 天花粉 麦冬 生地 五味子 甘草各等分

水煎服。

还津丸 止渴生津。

酸梅 乌梅各二十五枚，俱去核 薄荷末一两 冰片一分五厘 硼砂一钱五分

共研极细末，为丸，每含一丸。

消渴润燥方

白蜜 人乳酥各一斤

上溶化一处，每日不拘时服。

缫丝汤 治消渴用缫丝汤饮之。

麻仁丸方见《伤寒》 **肾气丸**方见《金匮》 **六味丸**方见《时方》 **炙甘草汤**方见《伤寒》 三方俱见虚劳。

腰　痛

《经》曰：太阳所至为腰痛。太阳膀胱也，主外感而言，如五积散及桂枝汤加白术附子之类，皆可治之。又曰：腰者肾之府，转摇不动，肾将惫矣。主内伤而言，水虚用六味丸，火衰用八味丸，如牛膝、杜仲、鹿茸、羊肾、人参、当归、枸杞之类，无不可以随宜加入，此恒法也，业医者无不共晓，用而不效，则束手无策。而不知肝脾胃及督脉带脉，皆有此病，须当细心分别。《经》云：肝，足厥阴也，是动则病腰痛，不可以俯仰，宜当归四逆汤治之。方中细辛能遂肝性，木通能通络脉，以久痛必入络。又曰：从腰以下者，足太阴阳明皆主之；病在腰者，取腘中。余遇此症，每以白术为君者，取之太阴；有时用苡仁为君者，取之阳明。人第曰二药利湿，湿去而重著遂已。孰知白术运行土气于肌肉，外通皮肤，内通经脉，风寒湿三气为痹，一药可以兼治；苡仁为阳明正药，阳明主润宗筋[1]，宗筋主束骨而利机关，故二药分用合用，或加一二味引经，辄收奇效。又有瘀血作痛，以一味鹿角为末，酒调服甚效；或因挫跌，外伤肿痛，或败血凝滞而不去，痛止而又作者，以桃仁承气汤加附子、川山甲甚效。至于督脉为病，尺寸中央俱浮，三部俱浮。直上直下，弦长之象。主腰强痛。带脉为病，关部左右弹，主腰溶溶如坐水中，须用针灸之法。李濒湖《奇经考》极有发明，宜熟读之。

当归四逆汤桂枝汤俱见《伤寒》　**六味丸**　**八味丸**俱见《时方》　**新定白术汤**　治腰痛而重，诸药不效者。

白术生用，五钱至一两　杜仲生用，五钱或一两　附子二三钱

水煎，空心服。脉沉而微，口中和，加肉桂一钱。脉沉而数，口中热，去附子，加黄柏一钱。

新定薏仁汤　治腰痛筋挛难以屈伸者。

薏仁一两　附子一、二钱　木瓜一钱五分　牛膝二、三钱

〔1〕宗筋：三阴三阳的经筋，会合于前阴部。

水煎，空心服。如脉洪，重按有力，口中热，去附子加白术五钱。

鹿角散 以鹿角切片，酒拌焙黄勿焦，研末，空心老黄酒送下三四钱，以此药入督脉，兼能拓散瘀血也。

备方

青娥丸 治肾虚感寒湿之气。

胡桃三十个，去壳膜 故纸六两，酒炒 杜仲十六两，姜汁炒 蒜四两，炊为膏

共研末，丸桐子大，酒下三十丸。

奇效方 胡桃肉 补骨脂 杜仲各一钱

水三钟，煎一钟服。按：骨脂宜减半。

甘姜苓术汤《金匮》 按：此汤去茯苓，以四味各等分，名肾着汤，治同。

摩腰膏《种福堂》 治老人虚人腰痛，妇人带下清水不臭者，虚寒者宜之。

附子 川乌 南星各二钱五分 川椒 雄黄 樟脑 丁香各一钱五分 干姜二钱 麝香二分

上为末，炼蜜丸如弹子大，用生姜自然汁化开如糜，蘸手掌上烘热，摩腰中痛处，即以暖帛扎之，少顷，其热如火。每日用一丸。

自汗、盗汗

自汗者，汗自出，属阳虚，宜玉屏风散加牡蛎、浮小麦之类，以实表补阳。盗汗者，睡而汗出，醒而汗收，属阴虚，宜当归六黄汤，以补阴清火。然阴阳有互根之理，有阳虚而治其阴者，阴虚而治其阳者，不可不知。又汗为心液，宜补其心，以人参养荣汤主之。液主于肾，宜补其肾，以左右归饮、六八味丸主之。总之，汗以元气为枢机，苟大汗身冷，必以六味回阳饮，人参加至两许，方可挽回。伤寒误发其汗，上焦津液干枯，必引肾水上泛外溢，如水涌出，名曰亡阳，必以真武汤救之。盖以此汤君茯苓以镇水，佐附子以回阳也。

汗出不治证

汗出而喘，汗出而脉绝，汗出而身痛，汗出发润至巅，汗出如油，汗出如珠，凡见此类，皆不得妄药。

脉息

宜阴脉，若渐缓者吉。忌阳脉，兼短、涩、促、结、代、散、革者，难治。

方药

玉屏风散

白术二钱，炒　黄芪二钱，炙　防风五分

水煎服。

按：宜以黄芪为君，可加至五、七钱。

当归六黄汤　治发热盗汗如神。

当归　熟地　生地　黄柏　黄连　黄芩各一钱　黄芪二钱，炙

水一钟半，煎六七分服。加浮小麦、牡蛎各一钱，更效。

六味回阳饮　治阴阳俱脱，汗出不止。

熟地四、五钱或一两　当归二，三钱　干姜一、二钱，炮　附子二、三、四钱

人参二、三钱至一两　炙草一、二、三钱

水煎服。

按：汗出亡阳者，以茯苓换当归，再加乌梅二枚。

真武汤　方见《伤寒》

外治法　用五倍子研末，口水为丸，贴脐中，男用女津，女用男津外以膏药封之，不走气，隔宿即止。又以龙骨、牡蛎煅研为末，包稀布内擦汗，粉自出，以实毛窍。

备方

参附汤　**术附汤**　**芪附汤**俱见《时方》，俱见气喘

喻氏曰：卫外之阳不固而自汗，则用芪附汤；脾中之阳遏郁而自汗，则用术附汤；肾中之阳浮游而自汗，则用参附汤。凡属阳虚自汗，不能舍三方为治。又曰：芪、附可以治风虚，术、附可以治寒湿，参、附可以壮元神，三者亦交相为用。

按：用方之妙，得其性味化合，如珠之走盘，不拘成法。

莲枣麦豆汤　治盗汗方。

莲子七粒　黑枣七个　浮麦一合　马料豆[1]一合

用水一大碗，煎八分，服三剂。

黄芪豆汤　用黄芪、马料豆二味同煎服，半月愈。

五倍子膏　用五倍子去蛀末，炙干研末。男用女唾，女用男唾，调厚糊，填脐中，外用旧膏药贴之，勿令泄气，两次愈。

黑豆麦梅汤俱见《种福堂》

止汗方

黑豆三钱　浮麦三钱　乌梅三个

水煎服。

---

〔1〕马料豆：即穞豆。性味甘凉，有补益肝脾、祛风解毒之作用。

卷七

泄　泻

泄泻之症有五，而总不离于湿。初起只以平胃散加猪苓、泽泻治之，他方皆不逮也[1]。又有五更天将明时，必洞泻一二次，名曰脾肾泄，难治。盖以肾旺于亥子[2]，今肾大虚，闭藏失职，故五更之时而特甚也；亦谓之脾者，以泄泻之时，一定不移，五行之土，犹五常之信也，四神丸加味主之。大抵初泻之未甚，宜利水，次补脾。久泻大泻，宜补肾，以胃关煎、八味丸之类为主，兼服补中益气汤，以升其下陷之气。盖以肾为胃关，二便开合皆肾所主也。

脉息

宜沉细，忌浮大。

加味平胃散

苍术二钱，炒　炙草　陈皮各一钱　猪苓　厚朴姜汁炒　泽泻各一钱五分　生姜三片

水煎服。

如头痛、发热、恶寒者，外感风寒也，加紫苏二钱，川芎、防风各一钱。如伤食饱闷胀痛等证，加山楂、麦芽之类；大醉之后，更加干葛二钱。如腹

---

〔1〕不逮：不及。

〔2〕亥子：亥相当于晚上 9~11 时，子相当于晚上 11 至次日凌晨 1 时。十二地支配合五行，亥、子配水。肾主水，故曰肾旺于亥子。

痛不休、脉细、手足冷，中寒也，加干姜二钱，肉桂、吴萸各一钱。如脉洪数有力，口中热，舌红，腹痛时作时止，小便短涩，火泻痛也，加木通一钱，干葛一钱五分；若兼肠垢里急后重，再加黄连一钱，白芍三钱。如暑月水泻口渴，小便不利，加滑石三钱研末。如泻而腹痛不止，为土伤木贼，加酒白芍三钱，防风一钱。如服前药不能效者，是脾肾虚寒，宜加补骨脂、炒扁豆、白术各二钱，吴萸八分，干姜一钱以温之；如滑脱不止，再加诃子、肉豆蔻一钱五分，罂粟壳一钱以涩之。

四神丸方见《时方》　乡前辈林公讳祖成，加白术八两，罂粟壳二两，肉桂一两，醋调炒米粉为丸，名六神丸，治同。再加杜仲四两，茯苓四两，名固肾启脾丸。自注云：久服此丸，俾脾元足而营卫通，斯分消之力旺；肾元足而开关神，斯固摄之权行也。

温补脾肾元气主方林公传

杜仲二钱　人参　白术各一钱五分　茯苓　肉豆蔻去油，各一钱　补骨脂　砂仁各五分　五味二分

水煎，空心午前服。小腹隐痛加肉桂五分；小便不利加泽泻一钱。

胃关煎　治大泻将脱，久泻不止。

熟地三、四、五、七钱　白术二、三钱　干姜一、二钱，炒　吴萸五、七分　炙草一钱　扁豆炒研　山药炒，各二钱

水煎服。

按：以上为治泻之恒法，又有变通活法，不可不知。如久泻服温补及固涩之药不止，或愈而复作，或既愈，次年又应期而作，俱是痼积未除，宜通因通用之法，《本事》温脾汤主之。又有感秋金燥气，始则咳嗽，久则往来寒热，泄泻无度，服温补药更甚，或完谷不化，有似虚寒。而不知肺中之热无处可宣，急奔大肠，食入则不待传化而直出，食不入则肠中之垢，亦随气奔而出，是以泻利无休也。宜以黄芩、地骨皮、甘草、杏仁、阿胶润肺之药，兼润其肠，则源流俱清，寒热、咳嗽、泄泻一齐俱止矣。又有泻久亡阴，过服香燥之品，发热口渴，微喘汗出，烦躁，阴气虚尽，阳气不能久留，宜急

养其阴。以阿胶、地黄、门冬等类，熬膏三四斤，日服十余次，半月药尽遂效，另制补脾药末善后全愈。此喻嘉言之验案也。

温脾汤《本事方》，见《时方》　主治痼冷在肠胃间，泄泻腹痛，宜先取去，然后调治，不可畏虚以养病也。

千金温脾汤方见《实在易》　治积久热痢赤白。

生姜泻心汤　治心下痞硬，干噫食臭，胁下有水气，腹中雷鸣下利者。

甘草泻心汤　下后痞益甚，日利数十行，谷不化，此非热结，但以胃中虚，客气上逆，故便硬也。

半夏泻心汤　呕而发热，心下满而不痛。

黄芩汤　太阳少阳合病自利者。若呕者加生姜一钱五分，半夏一钱，名黄芩加半夏生姜汤。

黄连汤　胸中热，胃中有邪气，腹中痛欲呕者。即半夏泻心汤去黄芩，加桂枝，以和表里。

干姜黄连黄芩人参汤　下利，医复吐下之，食入口即吐。此方治呕家夹热，不利于香、砂、橘、半者，服此如神。张石顽先生借治脾胃虚寒，肠有积热之泄，甚效。

厚朴生姜甘草半夏人参汤　此仲景治汗后腹胀满之方也，今石顽借治泻后腹胀满，甚效。

石顽治总戎陈孟庸泻利腹胀作痛[1]，服黄芩、白芍之类，胀急愈甚，其脉洪盛而数，按之则濡，此湿热伤脾胃之气也。与厚朴生姜甘草半夏人参汤，二剂痛止，胀减而泄利未已；与干姜黄芩黄连人参汤，二剂泻止而饮食不思；与半夏泻心汤二剂而安。

葛根黄芩黄连汤各见《伤寒》　此汤仲景治桂枝证医反下之，利遂不止，脉促，喘而汗出之证。今借治表邪未解，肠胃俱热之泻，甚效。按：君气质轻清之葛根，以解肌而止利；佐苦寒清肃之芩连，以止汗而除喘；又加甘草以和中。先煮葛根，后纳诸药，解肌之力缓，清中之气锐，又与补中逐邪者

〔1〕总戎：旧时总管军队的人称为总戎，犹主将、统帅。戎，兵也。

殊法矣。

锅粑莲肉糖散　治老幼脾泻久不愈神方。

饭锅粑四两，净末　莲肉四两，去心净末　白糖四两

上共和匀，每服三五匙，一日三次，食远服。

丹矾蜡榴丸　治一切久泻，诸药不效，宜服此丸。

黄丹　枯矾　黄蜡各一两　石榴皮八钱，炒研

将蜡溶化小铜杓内，再以丹、矾、榴皮三味细末，乘热为丸如豆大，空心服五丸。兼治红痢，用清茶下，白痢用姜汤下。

锅粑松花散　治白泻不止神效方。

饭锅粑二两　松花[1]二两，炒　腊肉骨头五钱，烘脆

共为末，砂糖调，不拘时服。

火腿红曲散各见《种福堂》　治脾泄。

陈火腿骨煅存体，研末　红曲　松花

上三味各等分，为细末，砂糖调陈酒送下。

〔1〕松花：即松花粉，为松科植物马尾松的花粉。

风、痹、痿

风、痹、痿三证不同，近世不能为辨，而混同施治，误人不浅，兹特分别之。

风者，肢节走痛也。《内经》谓之贼风，后人谓之痛风，又谓之白虎历节风。其中表里寒热虚实，宜因脉辨证而药之。至久痛必入络，如木通、刺蒺藜、红花、金银花、钩藤之类，最能通络，可随宜加入；久痛必挟郁，郁而成热，热甚则生痰，如南星、半夏、瓜蒌根、黄柏、郁金、川贝、竹沥、姜汁之类，俱能解郁清热化痰，可随宜加入。多用桑枝、桑寄生者，盖以桑为箕星之精也[1]；多用虎骨者，以风从虎，亦以骨治骨之义也。用乌、附、辛、桂之药而不效者，宜用葳蕤、麦冬、桑叶、脂麻、生芪、菊花、蒺藜、阿胶、甘草之类为膏，滋养阳明，亦是柔润熄肝风之法。

痹者，闭也。风寒湿杂至，合而为痹，与痛风相似，但风则阳受之，痹则阴受之。虽行痹属风，痛痹属寒，着痹属湿，而三气之合，自当以寒湿为主。盖以风为阳邪，寒湿为阴邪。阴主闭，闭则重着而沉痛，是痹证不外寒湿，而寒湿亦必挟风。寒曰风寒，湿曰风湿，此三气杂合之说也。《内经》云：在阳命曰风，在阴命曰痹，以此分别，则两证自不混治矣。至于治法，不外三痹汤及景岳三气饮之类为主。如黄芪五物汤、黄芪防己汤、桂枝芍药知母汤、乌头汤之类，皆古圣经方，当知择用。张景岳云：祗宜峻补真阴，宣通脉络，使气血得以流行，不得过用驱风等药，再伤阴气，必反增其病矣。若胸痹、胞痹及脏腑之痹[2]，当另立一门方能分晓。《医门法律》分别甚详，宜熟玩之[3]。

痿者，两足痿弱而不痛也。《内经》分为五脏：肺痿者，主皮毛痿也；

---

〔1〕桑为箕星之精：箕星为星名，二十八宿之一，亦称箕斗、箕宿。古代神话说箕星为风神。桑枝、桑寄生善治风，故前人有“桑为箕星之精”的说法。

〔2〕胞痹：即膀胱痹。主要症状为小腹胀满，疼痛拒按，小便艰涩不利。系风寒湿之邪侵犯膀胱，膀胱气化失常所致。

〔3〕熟玩：精熟深透地去探讨。

心痿者，脉痿也；肝痿者，筋痿也；脾痿者，肉痿也；肾痿者，骨痿也。而其要旨，在独取阳明。盖阳明为五脏六腑之海，主润宗筋，宗筋主束骨而利机关。若阳明虚，不能藏受水谷之气而布化，则五脏无所禀，宗筋无所养，而痿躄作矣[1]。医者不知，误投姜、独风药，则火得风而益炽；误投乌、附劫药，则阴被劫而速亡。要知此证无寒，当遵张子和为定论，若用痛风三痹蒸汤炙熥等法，立见其危。至于方治，以虎潜丸、加减四斛丸为主。痿久者，间服六君子汤加黄柏、苍术、竹沥、姜汁；黑瘦人血虚多燥，宜间服二妙地黄丸；肥白人气虚多痰，宜间服当归补血汤加竹沥、姜汁，定不可误服辛热之药。或问辛热既不可用，何张石顽云老人痿厥用虎潜丸而不愈，少加附子而即愈乎？不知此法是借附子辛热之力，以开通经隧，原非为肾脏虚寒而设也。

脉息

宜浮数，忌虚弱。

四物汤治风先治血　**四君子汤**　**十全大补汤**　**八珍汤**　**六君子汤**　**当归补血汤**血生于气，各见《时方》　**桂枝汤**　**麻黄汤**各见《伤寒》

防己黄芪汤方见《金匮》　治风湿相搏，客在皮肤，关节疼痛，腰以下疼重，脉浮，自汗恶风等证。服后当如虫行皮中，腰以下如冰，后坐被上，又以被绕腰下，温令微汗差。喘加麻黄，胃气不和加芍药，气上冲心加桂枝，有陈气加细辛。陈气，久积之寒气也。

防己汤《千金》　治历节四肢痛如锥刺。即前方去黄芪、大枣。本方防己、冬术、生姜各四钱，甘草三钱，加桂心、茯苓各四钱，乌头一枚去皮熬，人参二钱。以苦酒和水煮，日三夜一服，当觉焦热，痹忽忽然，慎勿怪也。若不觉，复服，以觉乃止。忌醋物、桃、李、生葱、猪肉、冷水。

黄芪桂枝五物汤　治血痹阴阳俱微，寸口关上微，尺中小紧，外证身体不仁，状如风痹。

---

〔1〕痿躄（bì 必）：又称痿证。是肢体痿弱废用的一类病证。

桂枝芍药知母汤　治肢节疼痛，身体羸瘦，脚肿如脱，头眩气短，温温欲吐。此方为补药之妙，解见徐忠可《金匮论注》。

乌头汤俱见《金匮》　治历节疼痛，不可屈伸。

独活寄生汤《千金》　治风寒湿痹，偏枯脚气。

独活二钱　桑寄生　秦艽　细辛　归身　生地　芍药　川芎　桂心　茯苓　杜仲　牛膝　人参　甘草各一钱

水煎服。

舒筋保安散见痉症　按此方治痛行痹极效。

三痹汤　治血气凝滞，手足拘挛，风寒湿三痹。

人参　黄芪　当归　川芎　白芍　生地　杜仲　续断　防风　桂心　细辛　秦艽　白茯苓　牛膝　川独活　甘草各等分　生姜三片　红枣一枚

用水三盏，煎五分，不拘时服。

三气饮《景岳》　治气血亏损，风寒湿三气乘虚内侵筋骨，历节痹痛之极，及痢后鹤膝风痛等证。

当归　枸杞　杜仲各二钱　熟地三钱或五钱　牛膝　茯苓　芍药酒炒　肉桂各一钱　细辛或代以独活　白芷　炙草各一钱　附子随宜用一二钱　生姜三片

水二钟，煎服。气虚加参术，风寒胜加麻黄一、二钱，亦可浸酒饮之。

加减四斤丸《三因》[1]　治肝肾虚热淫于内，致筋骨痿弱，足不任地，惊恐战掉，潮热时作，饭食无味，不生气力。

肉苁蓉酒浸淡　牛膝　木瓜俱酒浸　鹿茸酥炙　熟地或用生地　杜仲　菟丝子各等分

共为末，炼蜜丸桐子大，每服五十丸，温酒米饮下。

虎潜丸丹溪方，见《时方》　治肾阴不足，筋骨痿，不能步履。徐灵胎曰：痿证皆属于热，经有明文，此方最为合度，后人以温补治痿，则相反矣。痿有属痰湿风寒外邪者，此方又非所宜。

外治法筋骨之病，总在躯壳，古人多用外治

---

〔1〕《三因》：宋代陈无择所著的《三因极一病症方论》。

《灵枢》治之以马矢膏[1]，其急者，以白酒和桂涂；其缓者，以桑钩钩之[2]。即以生桑炭置之坎中，高下以坐等[3]，以膏熨急颊[4]，且饮美酒，噉美炙肉[5]；不饮酒者，自强也[6]，为之三拊而已[7]。

《灵枢》用醇酒二十升，蜀椒一升，干姜一斤，桂心一斤，凡四种皆㕮咀，渍酒中，用绵絮一斤，细白布四丈，并纳酒中。置酒马矢煴中[8]，盖封涂，勿使泄。五日五夜，出布绵絮曝干之，干后复渍，以尽其汁。每渍必晬其日乃出干[9]；并用滓，以绵絮复布为复巾，长六七尺，为六七巾。则用生桑炭炙巾，以熨寒湿所刺之处，令热入至于病所。寒，复炙巾以熨之，三十遍而止；汗出以巾拭身，亦三十遍而止。

羌活桂归酒 治风寒湿痹。

羌活 桂枝 秦艽 防风 续断 附子各一钱 当归身 金毛狗脊 虎骨各一钱五分 杜仲 晚蚕沙各二钱 川芎八分 桑枝三钱 生姜切片一钱 大枣二枚

陈酒二斤，浸一日夜，煎服。

集宝疗痹膏

川乌 草乌 南星 半夏 当归 红花 独活 羌活 大黄 桃仁各四钱 山甲 肉桂各一两 白芷五钱 陀僧二两 硫黄半斤 松香一斤 生姜汁一碗 麻油一斤 竹汁一碗

上收煎好，加乳香、没药、血竭、胡椒、樟脑、细辛、牙皂末各二钱。

---

〔1〕马矢膏：《灵枢》原文是“马膏”，即马脂，性味甘平，柔润，养筋治痹。

〔2〕桑钩钩之：桑能通脉络，治风痹，以便调整其口角歪斜。

〔3〕高下以坐等：坎的高低以患者坐位时能烤到颊部为宜。

〔4〕膏熨急颊：以马脂温熨拘急的面颊。

〔5〕噉（dàn 淡）美炙肉：多吃些熏肉之类的美味。“噉”同“啖”。

〔6〕自强：勉强的意思。全句意思是：不能喝酒也要勉强喝一些。

〔7〕三拊而已：再三用手抚摩患处。“拊”同“抚”。

〔8〕置酒马矢煴（yūn 晕）中：说文：“煴，郁烟也”。此谓烧马矢郁烟，置盛酒器于中也。马矢，即马粪。

〔9〕晬（zuì 醉）其日：一昼夜的时间。

若加商陆根、凤仙、闹洋花、鲜烟叶、鲜蒜、鲜豨莶等汁，更妙。

苍术黑豆饮　治痹方。

茅山苍术五斤，洗净泥垢，先以米泔水浸三宿，用蜜酒浸一宿，去皮。用黑豆一层，拌苍术一层，蒸二次，再用蜜酒蒸一次，同和在砂锅内熬浓汁，去渣，隔汤炖，滴水成珠为度。每膏一斤，和炼蜜一斤，白汤调服。一老人专用此方，寿至八十余，身轻体健，胜于少年。

七制松香膏　治湿气第一神方。

松香三斤（第一次姜汁煮，第二次葱汁煮，第三次白凤仙汁煮，第四次烧酒煮，第五次闹洋花汁煮，第六次商陆根汁煮，第七次红醋煮。）　桐油三斤　川乌　草乌　苍术　官桂　干姜　萆麻以上各四两　血余八两

上八味共入桐油，熬至药枯发消，滴水成珠，滤去渣，入牛皮膏四两烊化。用前制过松香渐渐收之，离火，加樟脑一两，好麝香三钱，厚纸摊之，贴患处，神效。

虎骨木通汤　治一切麻木痹证，痛风历节。

虎骨　木通各等分　煎汤频频多吃，即愈。

红花白芷防风饮　治历节四肢疼痛。

红花　白芷　防风各五钱　威灵仙三钱

酒煎服，取汗，三服全愈。

山甲白薇泽兰饮　治箭风，俗名鬼箭打，及头项手足筋骨疼痛，半身不遂等疾，照方一服即愈。

山甲一钱，炒研　白薇二钱　泽兰三钱

照分量，好酒煎服。

硫黄敷痛膏俱见《种福堂》　治痛风历节，四肢疼痛。用醋磨硫黄敷之，或用葱白杵烂，炒热熨之。

鹤膝风

喻嘉言曰：鹤膝风者，即风寒湿之痹于膝也。如膝骨日大，上下肌肉日枯。且未可治其膝，先养其气血，使肌肉滋荣，后治其膝可也。此与治偏枯之证大同小异，急溉其未枯者，使气血流行而复荣。倘不知此，但服麻黄、防风等散风之药，鲜不全枯者。故治鹤膝风，而急攻其痹，必并其足痿而不用矣。

大防风汤　治邪袭足三阴，腿膝疼痛及痢后胫膝痛，鹤膝风，附骨疽症，但赤热焮肿者禁用。四君子汤去茯苓，加肉桂、附子、黄芪、牛膝、杜仲、熟地、白芍、川芎、羌活、防风。

五积散方见《时方》　治少阴伤寒及外感风寒，胸满恶食，呕吐腹痛，寒热往来，脚气冷秘，寒疝寒虐等症。

孙男心典按：鹤膝风多是虚寒，脚气多是湿热，一补一攻，治法各判。然脚气有肾气素虚，气喘小腹痹者，肾气丸必不可缓。鹤膝亦热，焮肿者，二妙散、桂枝芍药知毋汤亦所必需。此活法也。

二妙散　治湿热痿症。

黄柏　苍术去皮，盐水炒

水煎服。

三气汤　桂枝芍药知母汤俱见《金匮》

见晛膏《种福堂》　专治风寒湿骨节痛、历节痛风、痿痹麻木不仁、鹤膝风、偏头风、漏肩风等证，并治跌扑闪挫等伤。阴证无名肿毒，已破烂者勿贴，小儿、孕妇勿贴。

活短头发晒干，二两，用壮年人剃下者　大黄　灵仙　雄鼠粪各一两　川乌　草乌　刘寄奴各八钱　土鳖[1]大者三十个　羌活　独活　红花　当归　蛇床子　苍术　生南星　生半夏　白芥子　桃仁各一两

上十八味俱切碎。

---

〔1〕土鳖：即土鳖虫，性味咸寒，有小毒。有破血逐瘀功效。

樟冰[1]一两　甘松　山柰　花椒　猪牙皂　山甲炙，研　荜拨　没药以上各三钱，不必去油，同乳香炙热，同众药研细　乳香　白芷各五钱

上十味，研极细末。

鲜烟叶汁一斤，松香六两，收晒干　鲜商陆根汁一斤，松香六两收　鲜闹洋花汁半斤，松香三两收　鲜艾叶半斤，松香三两收　白凤仙花汁半斤，松香三两收　生姜汁半斤，松香三两收　韭汁半斤，松香三两收　葱汁半斤，松香三两收　大蒜四两，松香二两收

用足秤秤麻油三斤四两，先将头发入油，熬半炷香，再将前药入油，熬至焦黄色，不可太枯，即滤去渣。入前松香熬化，再将丝棉滤去渣，再熬至油起核桃花纹，先加入极细密陀僧四两，再徐徐加入西硫黄末一斤。投此二味时，务须慢慢洒入，不可太多太骤，以滴水成珠，离火待温，然后掺入细药搅匀，磁器收贮。熬时须用桑枝不住手搅。青布摊贴，每张净药重四钱，临时加肉桂末五厘，细辛末二厘。

〔1〕樟冰：福州方言，称冰糖为樟冰。

脚　气

东垣云：脚气实由水湿，然有二焉。南方卑湿，清湿袭虚，则疾起于下，此是外感；北方常食羶乳[1]，又饮酒太过，脾胃有伤，不能运化，水湿下流，此内而至外者也。

脚气有干湿不同。如两胫肿大，名湿脚气，是为壅疾，不宜骤补，宜鸡鸣散疏通其下，不使其壅；若壅既成者，宜砭去恶血，然后服药。如两胫不肿，或顽痹，或挛急，或缓纵，名干脚气，宜四物汤加牛膝、木瓜、苍术、黄柏、肉桂、泽泻之类主之。二证虽不宜骤补，而三阴受病，上气喘急，及上入少腹不仁，急宜八味丸补火以利水。外以矾石一两，酸浆水一斗五升[2]，煎三五沸浸之。丹溪以白芥子、白芷等分为末，姜汁调服之。

脚气证，小腹顽痹不仁，不过三五日，即令呕吐，名脚气入心，死证。

治脚气入心，仲景用肾气丸通膀胱之气，安其肾水，不使攻心。巢氏用风引汤，取石性易于下达，胜其湿热，不使攻心。二方皆为救危之神剂，一治肾气之虚，一治湿热之盛，宜凭证择用之。

诊法

脉浮弦起于风，濡弱起于湿，洪数起于热，迟涩起于寒。沉而伏，毒在筋骨也；指下涩涩不调，毒在血分也。夏暑脚膝冷痛，其脉阳濡阴弱，湿温也。脚气多从暑湿得之。

论冷热不同

问曰：何故得者有冷有热？答曰：足有三阴三阳，寒中三阳，所患必冷；暑中三阴，所患必热，故有表里冷热。冷热不同，热者疗以冷药，冷者疗以

〔1〕羶（shān 山）乳：泛指羊、牛等动物的乳。

〔2〕酸浆水：炊粟米熟，投冷水中，浸五六日，味酸，生白花，称为酸浆水。有调中、开胃、止渴作用。

热药，以意消息之[1]。脾受阳毒即热顽，肾受阴湿即寒痹。

论肿不肿

凡有人久患脚气，不自知别，于后因他病发动，疗之得差，后直患呕吐，而复脚弱。余为诊之，乃告为脚气。病者曰：我平生不患脚肿，何因名为脚气？不肯服汤。余医以为初发，狐疑之间，不过一旬而死。故脚气不得拘定以肿为候，有肿者，亦有不肿者。其以小腹顽痹不仁者，脚多不肿。小腹顽后不过三五日即令人呕吐者，名脚气入心，如此者死在旦夕。凡患脚气到心难治，以其肾水克心火故也。

脚气肿满

病源此由风湿毒气搏于肾经。肾主水，今为邪所搏，则肾气不能宣通，水液不传于小肠，致水气拥溢腑脏，浸渍皮肤，故肿满也。

《千金翼》温肾汤　主腰脊膝脚浮肿不遂方。

茯苓　干姜　泽泻各二两　桂心三两

上四味切，以水六升，煮取二升，分为三服。

又疗脚气初发，从足起至膝，胫肿骨疼者方：

乌牛尿一服一升，日二服，肿消止。羸瘦者二分尿，一分牛乳，合煮，乳结乃服之。

又方用生猪肝一具细切，以淡蒜齑食之令尽[2]，若不尽者，分再食之。

崔氏疗脚气遍身肿方

大豆二大升　桑白皮一握切　槟榔十四枚　茯苓二两

上四味，和老酒二升煎服。

疗脚气满小便少者方

槟榔四十枚　大豆三升　桑白一升　水煎服。

徐王枳实散　宜春秋服，消肿利小便，兼补疗风虚冷胀不能食方

〔1〕消息：加减、化裁的意思。消，消减；息，增长。
〔2〕齑（jī 基）：用来调味的细碎菜末。

枳实半斤，炙　桂心一尺　茯苓　白术各五两

上四味为散，酒服方寸匕，日三服。

手脚酸痛兼微肿方

乌麻五升，微熬，研碎

上一味，以酒一升，渍一宿，随多少饮之。

唐侍疗苦脚气攻心[1]　此方正散肿气极验

槟榔七枚　生姜二两　桔皮　吴萸　紫苏　木瓜各一两

以水三升，煎服。

脚气上气入腹肿方

野椒根一升[2]，酒二升，投安瓶中[3]；泥头溏火烧得一沸，然后温服。

常山甘草汤方

常山三两　甘草一两

若寒热，日三服。

寒甚阴伤者，肾气衰微者。

鹿茸　淮山药　石枣各三两　地黄　黄芪　茯苓　丹皮各二两　川附半斤　泽泻半两

水煎服。

《千金》风引汤　疗两脚疼、痹、肿，或不仁拘急，屈不得行，痈肿方。

麻黄二两，去节　吴萸　秦艽　桂心　人参　细辛　干姜　防已　川芎　甘草　附子各一两　石膏二两　杏仁六十枚　白术三两　茯苓二两　生蒜　桑枝各一斤　凤仙二两

上诸味杵末，用麻油五斤，将药浸入油内，春五夏三，秋七冬六。候日数已足，入洁净大锅内，慢火熬至药枯浮起为度，住火片时，用布袋滤去渣。将油称准，每油一斤，对定黄丹六两，用桃柳枝不时搅之，以黑如漆亮如镜

---

〔1〕唐侍：唐朝之官名。

〔2〕野椒根：野花椒的根，性味辛、微温，治积劳损伤，胸腹酸痛麻木等症。

〔3〕投安：投入，安放。

为度，滴入水内成珠，用布摊贴。随时贴此膏，应用麝香一分敷在患处。

风引汤方见《金匮》　**鸡鸣散**方见《时方》

治脚气第一品药，不问男女可服。如感风湿流注，脚痛不可忍，筋脉肿者，并宜服之。加鹿茸者，其效如神。

卷八

妇人杂病方

乌骨鸡丸《秘旨》[1]　治妇人郁结不舒，蒸热咳嗽，月事不调，或久闭不行，或倒经血溢于上，或产后蓐劳，或崩淋不止及带下赤白、白淫诸症。兼疗男子斫丧太早[2]，劳嗽吐红成虚损者。

乌骨白丝毛鸡一只，男雌女雄，取嫩长者溺倒，泡去毛，竹刀剖胁出肫肝，去秽，留内金，并去肠垢，仍入腹内　五味一两　熟地黄四两，如血热，加生地黄二两

上二味入鸡腹内，用陈酒、童便各二碗，水数碗，砂锅中旋煮旋添，糜烂汁尽，同下五药末，捣烂焙干，骨用酥炙，共为细末。

绵黄芪去皮，蜜酒拌炒　于潜术饭上蒸九次，各三两　白茯苓去皮　当归身酒洗　白芍药酒炒，各二两

五味预为粗末，同鸡肉捣焙，共为细末，入下诸药：

人参三两，虚甚者，加至六两　牡丹皮二两，酒润勿晒　川芎一两，童便浸，切炒

上三味各为细末，和前药中，另用干山药六两打糊，众手丸成，晒干，勿令馊[3]，磁罐收贮。清晨人参或沸汤送下三钱，卧时再酒服二钱。大便实者，炼蜜为丸亦可。随症加入温、凉、调气等药。

---

〔1〕《秘旨》：指虞天益著的《制药秘旨》。

〔2〕斫（zhuó 酌）丧：此处意指少年色欲过度或手淫等。

〔3〕馊（sōu 搜）：食物腐败变味。

鸡属巽补肝，尤妙在乌骨益肾，变巽归坎[1]，乙癸同源，兼滋冲任也。

四乌鲗骨一藘茹丸[2]方见《女科要旨》　治气竭肝伤血枯，妇人血枯经闭，丈夫阴痿精伤。

按：此方以蒐血之品为补血之用[3]，干血痨证，以此方为上剂。《金匮》治五痨虚极，肌肉甲错，内有干血，用大黄䗪虫丸，实本于此。

雀卵功专暖胃，如无，雀肉煮捣可代，鸡卵及肝亦可代。鸡属巽而肝主血也。

地黄龙牡榴梅散　治血崩。

大生地一两，炒　龙骨煅，研末　牡蛎煅，各四钱　石榴皮炒　乌梅肉炒　陈棕皮　百草霜各三钱　阿胶六钱，蒲黄拌炒　陈京墨二钱，炒

上研极细末，用淮山五钱研末，醋水打糊为丸，分作七日服。内加人参三钱尤效，或用人参汤下。

百草血余棕灰散　治血崩

陈棕灰　百草霜　头发灰各一两

共为细末，每服一钱，陈酒下。

棉花子散　治血崩不止。

陈棕　棉花子各等分

二味烧灰存性，研细末。每服一钱五分，陈酒送下。

韭汁童便汤　治月水逆行，上行口鼻。捣韭汁以童便冲，温服。

发灰藕汁饮　治血淋痛胀甚者。发灰二钱，藕汁调服。

麝香琥珀丸　治经闭。

土鳖虫一两，炙存性　血珀末[4]五钱　麝香三钱

---

〔1〕鸡属巽补肝…变巽归坎：这几句以八卦、五行属性来解说乌骨鸡能补肝肾的道理。巽象征木，肝在五行属木，鸡在八卦属巽，故云："鸡巽补肝"；乌骨色黑属肾，鸡本补肝，骨能益肾，坎在八卦象征水，故云"变巽归坎"。

〔2〕藘茹：即茜草根。

〔3〕蒐血：搜血，活血。蒐，"搜"的异体字。

〔4〕血珀：即琥珀。

酒打和为丸，每服三分。

芡实茯苓牛角散 治女子带下虚脱证，极效。

芡实粉二两 白茯苓二两 赤石脂一两，煅 牡蛎一两，醋煅 禹余粮一两，煅 牛角腮[1]一两，炙黄

共为末，好米醋一杯拌前药，晒干再研末，打糊为丸，每服三钱。

白鸽血竭饮 治干血痨奇验方，此证过三年者不治。

白鸽子一只，去毛、肝、肠净，入血竭（一年一两，二年二两，三年三两），以针线缝住，用无灰酒煮数沸，令病人吃之，瘀血即行。如心中慌乱者，食白煮肉一块即止。

鸡子黄丹饮 治孕妇下痢。

鸡蛋一枚，破一孔如指大，以银簪脚搅匀，加入黄丹三钱五分，用纸封口，放在饭锅上蒸熟食之。

安胎方 治胎气不安，或腹痛，或腰痛，或饮食不甘，宜服；或五六个月，常服数贴最妙；足月亦可服。

人参五分，虚者加倍 白术土炒 当归 白芍炒 紫苏 黄芩炒，各一钱 陈皮五分 甘草三分 川芎八分 砂仁七分，炒 香附六分，炒

腹痛倍加白芍，腰痛加盐水炒杜仲、续断，内热口渴，去砂仁加麦冬，见红加酒炒地榆、生地。以上各一钱。

熟蚕豆散 治胎漏。以炒熟蚕豆壳磨末，每服三、四钱，加砂糖少许调服。

皮硝汤 治死胎不下。

皮硝三钱 北芪三钱 寒月加制附子五分

酒半杯，童便一杯，煎二、三沸，温服。

牛膝葵子汤 治胎衣不下。

牛膝三钱 葵子五分

水煎服。

大麦芽散 治产后腹胀闭结，膨闷气结，坐卧不安。大麦芽炒，一合，为

〔1〕牛角腮：牛角中的骨质角髓。

末 每服陈酒调三钱服。

山楂汤 治产后面黑，乃恶血及肺，发喘欲死。苏木一两，水三杯，煎至一杯，调人参末五钱服。

韭菜闻鼻汤 治产后血晕。韭菜切，入有嘴瓶内；将醋三碗煎滚，入瓶内。将瓶嘴塞产妇鼻孔，即醒。

泽兰洗方 治产后阴翻。泽兰叶煎浓汤薰洗，即收。

猪脚汤 治妇人吹乳不通[1]。雄猪脚爪一个，鬼馒头一个[2]，并煮食之，一日即通。虽无子女人，食之亦有乳。

丝瓜子散 治乳不通。丝瓜连子烧存性，烧酒下一、二钱，被盖取汗，即通。

蟹壳散 治乳岩。此证先因乳中一粒大如豆，渐渐大如鸡，七八年后方破烂，一破则不可治矣。宜急服此药。用生蟹壳数十枚，放砂锅内焙焦为末，每服二钱，好酒调下。须日日服，不可间断。

青皮散 治乳痈初起。

青皮去瓤 山甲炒 白芷 甘草 贝母各八钱

共为细末，温酒调服。

鲫鱼敷乳膏 治乳痈乳痛。

活鲫鱼一个 鲜山药一段，如鱼长者

同捣敷上，以纸盖之。

南星半夏散 治吹奶乳痈[3]。

南星 半夏 皂角去皮、弦子，炒黄 五倍子去窠虫，炒黄

各等分，研极细末，米醋调敷，一宿立效。

乳没汤 治乳痈。

乳香 防风 知母 陈皮 木通 香附各一钱 没药 川芎 甘草 当

---

〔1〕吹乳：即乳痈之别称。有内吹、外吹之分。妊娠期的乳痈称内吹，分娩后的乳痈称外吹。

〔2〕鬼馒头：即薜荔。

〔3〕吹奶乳痈：乳痈的别称。

归　贝母各五分　苡仁　银花　瓜蒌仁各二钱　桔叶二十片，鲜者更妙

水酒各半煎，食后服，四、五服必愈。

虾蟆饼方　治乳癖[1]。用大虾蟆一个，去皮令净，入半夏三钱，麝香五厘，共打烂为一大饼。敷患处，用帛缚之，约三时许解去，其效如神。

贝母白芷内消汤　内消乳疬方[2]。大贝母、白芷各等分为末，每服二钱，白酒下。有郁加白蒺藜。若有孕妇，忌用白芷。

鼠粪散　治乳瘰疬，溃烂者方可服，神效。

雄鼠粪三钱，两头尖者便是　土楝树子三钱，经霜者佳，川者不用　露蜂房三钱

俱煅存性，为细末，分作三服，酒下。间两日服一服，痛止脓尽收敛，奇效。

雄黄藜芦散　治妇人阴中突出如蛇或鸡冠菌样者。

雄黄一钱　冰片二钱　轻粉一钱　鳖头煅黄色，一钱　葱管　藜芦二钱，研细如面样

俱为末，和匀再研，磁罐收贮。先用芎归汤煎洗，随后搽药，早晚两次，其患渐收。

芎归汤

川芎　当归　白芷　甘草　胆草各等分

每服用五钱，煎汤洗患处，搽药。

必消散　治妇人乳肿，不论内外。取五谷大杨树上木耳菌，拭净，净瓦上炙焦存性，为细末。每服三钱，砂糖调陈酒送下，即消。

猪肝条方　治妇人阴户内生疮，痒痛难堪。用猪肝切成条，于香油中微烫过，抹樟脑、川椒末插入户内，引蛆虫，候一时辰取出。再换二、三条，即愈。

---

〔1〕乳癖（pǐ　匹）：病名，多由思虑伤脾，郁怒伤肝以致气滞痰凝而成。多发生于中老年妇女。初起在乳房生一肿块，如小李、鸡卵或结节状，能移动，多数无痛感。

〔2〕乳疬：又称乳痰、乳栗、乳核。妇女乳房的一种慢性炎症，包括结核性病变。

合蚌散　治妇人阴户内生疮作痒。用活蚌一个，剖开，将蚌肉半个，手拿对阴户一夜；次日又用一个，全安。

蛇床洗方俱见《种福堂》　治女人阴痒。用蛇床子煎汤洗之，立愈。

当归散　瘦而有火，胎不安，宜此。妊娠常服即易产，胎中疾苦、产后百病主之。

白术散　肥白有寒，胎不安者，此能养胎。

竹叶汤　治产后中风病痉，发热面正赤，喘而头痛。

甘麦大枣汤俱见《金匮》　妇人脏躁，悲伤欲哭。

四物汤方见《时方》　统治妇人百病。

米鱼胶糯米散[1]　治妇人白带。

米鱼胶一斤，炒酥研末　糯米二升，炒熟研粉

拌好，开水冲服。

猪肚胡椒汤　治妇人经寒，往来时有痛。猪肚一个，洗净，胡椒八两，装入肚内，炖烂食。

---

〔1〕米鱼胶：即鲍鱼（石首鱼）鳔。

伤寒附法[1] 太医院院使钱编辑

伤寒传变大法，已详《伤寒论注》及《心法要诀》中矣[2]。然近世治四时伤寒者，咸用河间两解等法[3]，每多神效，诚治斯证之捷法也。今复采双解散、防风通圣散诸经验名方，编为歌诀，俾后之学者知所变通，庶几于伤寒一证经权常变，有所遵循，而无遗法矣。

双解散完素解和初法

双解通圣合六一，四时温热正伤寒，两许为剂葱姜豉，汗下兼行表里宜。强者加倍弱减半，不解连进自然安。若因汗少麻倍入，便硬硝黄加倍添。

名曰双解散者，以其能发表攻里，即防风通圣散、六一散二方合剂也。河间制此，解利四时冬温、春温、夏热、秋燥者，正令伤寒凡邪在三阳表里不解者，以两许为剂，加葱、姜、淡豉煎服之，候汗下兼行，表里即解。形气强者，两半为剂；形气弱者，五钱为剂。若初服，因汗少不解，则为表实，倍加麻黄以汗之；因便硬不解，则为里实，倍加硝、黄以下之，连进二、三服，必令汗出下利而解也。今人不知其妙，以河间过用寒凉，仲景伤寒初无下法，弃而不用，真可惜也！不知其法神捷，莫不应手取效，从无寒中痞结之变。即有一、二不解者，亦未尽法之善，则必已传阳明，故不解也。防风通圣散详在后。

河间解利后法

汗下已通仍不解，皆因不彻已伤经。内热烦渴甘露饮，甚用白虎解毒消。有表热烦柴葛解，表实大热三黄宁。里热尿赤凉天水，胃实不便大柴承。

〔1〕太医院院使钱编辑：封建王朝的中央医院称太医院。太医院的主管官叫院使。清乾隆时期太医院院使钱斗保，奉敕组织吴谦等编辑《医宗金鉴》七十四卷。

〔2〕《伤寒论注》：指《医宗金鉴·伤寒论注》 《心法要诀》：即《医宗金鉴·伤寒心法要诀》。

〔3〕咸：皆、都。

服双解散，汗下已通，而仍不解者，皆因汗之不彻，或已传经，治之不及也。若表已解，而里有微热烦渴者，用桂苓甘露饮，以和太阳之里；若内热太甚，大热、大烦、大渴者，用白虎汤合黄连解毒汤，以清阳明之里；若表未解，又传阳明，身热而烦，用柴葛解肌汤，以解两阳之邪；若表实无汗，大热而烦，用三黄石膏汤，以清表里之热。若里有热，尿赤而涩者，用凉膈散合天水散以清和之；若胃实潮热，不大便有微表者，用柴胡汤下之，无表者，三承气汤下之。桂苓甘露饮、白虎汤、大柴胡汤、三承气汤，已详《伤寒要诀》。六一散、凉膈散详在《杂病要诀》。

防风通圣散　防风通圣治风热，郁在三焦表里中，气血不宣经络壅，栀翘芩薄草归芎，硝黄芍术膏滑石，麻黄桔梗与防荆。利减硝黄呕姜半，自汗麻去桂枝增。

此方治一切风火之邪郁于三焦表里经络，气血不得宣通。初感发热头痛肤疹，传经斑黄，抽搐烦渴不眠，便秘尿涩，皆可服之。功效甚奇，用之自知其妙也。

柴葛解肌汤　四时合病在三阳，柴葛解肌柴葛姜，白芷桔芩膏芍草，利减石膏呕半羌。

此方陶华所制[1]，以代葛根汤。凡四时太阳、阳明、少阳合并轻证，均宜以此汤增减治之。增减者，谓如无太阳证者减羌活，无少阳证者减柴胡也，即柴胡、葛根、羌活、白芷、桔梗、赤芍、石膏、黄芩、甘草也。

下利减石膏，以避里虚也；呕加半夏、生姜，以降里逆也。

黄连解毒汤　栀子金花汤　三黄石膏汤　阳毒热极疹斑呕，烦渴呻吟谵语狂，下后便软热不已，连芩栀柏解毒汤。里实便硬当攻下，栀子金花加大黄。表实膏麻葱豆豉，下利除膏入葛良。

阳毒热极等证，或下后便软，壮热不已，宜黄连解毒汤，即黄连、黄芩、黄柏、栀子也。若里实当攻下，便硬者宜加大黄，名栀子金花汤；若表实无汗，当发汗者，宜加石膏、麻黄、淡豆豉、葱白，名三黄石膏汤；下利者，

〔1〕陶华：即陶节庵，柴葛解肌汤出于陶华著的《伤寒六书》。

减石膏加葛根，避里不实也。

消毒犀角饮 消毒犀角表疹斑，毒壅咽喉肿痛难，犀角牛蒡荆防草，热盛加薄翘芩连。

消毒犀角饮即消毒饮之防风、荆芥、牛蒡子、甘草加犀角也。热盛加连翘、薄荷、黄芩、黄连也。

消斑青黛饮 消斑青黛消斑毒，参虎柴犀栀地元，黄连热实减参去，苦酒加入大黄煎。

消斑青黛饮即青黛、参虎，谓人参白虎汤，即人参、石膏、知母、甘草、柴胡、犀角、山栀、生地、元参、黄连，用苦酒与水煎也。热甚便实者，减去人参，加大黄可也。

普济消毒饮 普济大头天行病，无里邪热客高巅，芩连薄翘柴升桔，蚕草陈勃蒡蓝元。

普济消毒饮治天行传染，大头瘟疫，无里可下者，是其邪热客于高巅，即黄芩、黄连、薄荷、连翘、柴胡、升麻、桔梗、僵蚕、甘草、陈皮、马勃、牛蒡子、板蓝根、元参也。

连翘败毒散 连翘败毒散发颐[1]，高肿焮红痛可除，花粉连翘柴胡蒡，荆防升草桔羌独，红花苏木芎归尾，肿面还加芷漏芦，肿坚皂刺穿山甲，便燥应添大黄疏。

连翘败毒散治时毒发颐，高肿焮红疼痛之阳证也，即连翘、天花粉、柴胡、牛蒡子、荆芥、防风、升麻、甘草、桔梗、羌活、独活、红花、苏木、川芎、归尾。两颐连面皆肿，加白芷、漏芦；肿坚不消，加皂刺、穿山甲；大便燥结，加酒炒大黄。

都气汤 桔皮竹茹汤 呃逆肾虚都气汤，六味肉桂五味方。桔皮竹茹虚热主，桔竹参草枣生姜。

都气汤即六味地黄汤加肉桂、五味子也。桔皮竹茹汤即桔皮、竹茹、人参、甘草、大枣、生姜。

---

〔1〕发颐：病名，指两颊和下颌部突然肿痛。

葳蕤汤　风温浮盛葳蕤汤，羌麻葛芷青木香，芎草石膏葳蕤杏，里实热甚入硝黄。

风温初起，六脉浮盛，表实壮热汗少者，宜葳蕤汤以发表风邪也，即羌活、麻黄、葛根、白芷、青木香、川芎、甘草、石膏、葳蕤、杏仁也。里实热甚汗多者，加芒硝、大黄以攻里热也。

桂枝白虎人参汤　风温虚热汗出多，难任葳蕤可奈何？须是鼾睡而燥渴，方宜桂枝虎参合。

风温初起，脉浮有力，汗少壮热，宜于葳蕤汤。若脉虚身热汗多，难用葳蕤汤，合与桂枝白虎人参汤。如不鼾睡，口中和而不燥不渴，身热汗多脉浮盛者，乃亡阳之证，非风温也，即桂枝白虎加人参汤，亦不可用也。

泻心导赤各半汤　越经无证如醉热，脉和导赤各半汤，芩连栀子神参麦，知滑犀草枣灯姜。

越经，病名也；无证谓无表里证。脉和而身热不解，形如醉人者，是越经证也，宜泻心导赤各半汤治之，即黄连、黄芩、栀子、茯苓、人参、麦冬、知母、滑石、犀角、甘草、灯心、生姜、大枣也。

大羌活汤　两感伤寒病二经，大羌活汤草川芎，二防二术二活细，生地芩连知母同。

两感伤寒，病名也。二经谓一日太阳、少阴，二日阳明、太阴，三日少阳、厥阴同病也。张洁古制大羌活汤治之[1]，即甘草、川芎、防风、防己、苍术、白术、羌活、独活、细辛、生地、黄芩、黄连、知母也。详在《伤寒要诀》。

还阳散　退阴散　黑奴丸　阴毒还阳硫黄末；退阴炮乌干姜均；阳毒黑奴小麦疸，芩麻硝黄釜灶尘。

还阳散即石硫黄末，每服二钱，新汲水调下，良久寒热不出，再服之，汗出愈。退阴散即炮变色川乌，微炒干姜，等分为末，每服一钱，盐汤滚数沸服。四肢不温，连服三次即温，热服若吐，冷服亦可。黑奴丸即小麦成黑

〔1〕张洁古：宋金医学家张元素，易州人，其代表作有《脏腑标本药式》《医学启源》等书。

疸者，名曰小麦奴，黄芩、麻黄、芒硝、大黄、釜底煤、灶突烟、梁上尘也，为末，蜜丸重四钱，新汲水下。服后若渴饮冷水者，令恣意饮之，须臾自当寒振汗出，腹响微利而解也。若不渴者，恐是阴极似阳，服之反为害耳。

九味羌活汤　九味羌活即冲和，四时不正气为疴，洁古制此代麻桂，羌活防苍细芷芎，生地草芩喘加杏，无汗加麻有桂多，胸满去地加枳桔，烦渴知膏热自瘥。

此汤即冲和汤，张洁古制此以代麻黄一桂枝二汤，即羌活、防风、苍术、细辛、白芷、川芎、生地、甘草、黄芩也。喘加杏仁；无汗加麻黄，有汗加桂枝；胸膈满闷，去生地，加枳壳、桔梗，快膈气也；烦渴引饮，加知母、石膏，热自瘥也。

十神汤　十神外感寒气病，功在温经利气殊，升葛芎麻甘草芍，姜葱香附芷陈苏。

此方即升麻、葛根、川芎、麻黄、甘草、芍药、香附、白芷、陈皮、苏叶、生姜、葱白也，能外发寒邪，内舒郁气，故曰寒气病。较之他剂，有温经利气之功殊也。

人参败毒散　荆防败毒散　仓廪散　人参败毒虚感冒，发散时毒疹痢良，参苓枳桔芎草共，柴前薄荷与独羌。时毒减参加翘蒡，血风时疹入荆防。表热噤痢加仓米，温热芩连实硝黄。

人参败毒散治气虚感冒时气之病，即枳壳、桔梗、川芎、茯苓、人参、甘草、柴胡、前胡、薄荷、独活、羌活也。时毒谓受四时不正之气，或肿两腮两颐，或咽喉肿痛，依本方减人参，加牛蒡、连翘治之。时疹谓初病即有之疹；血风谓遍身骚痒之疹，俱依本方减人参，加荆芥、防风治之，名荆防败毒散。表热无汗，噤口痢疾，依本方加仓米治之，名仓廪散。温病热病热甚，俱加黄连、黄芩。胃实便硬，俱加芒硝、大黄也。

五积散　内伤生冷外感寒，五积平胃半苓攒，麻桂枳桔归芎芍，羌芷加附逐阴寒。腹痛呕逆吴萸入；有汗除麻桂枝添；虚加参术除枳桔；妇人经痛艾醋煎。

五积散即苍术、陈皮、厚朴、甘草、半夏、茯苓、麻黄、官桂、枳壳、桔梗、当归、川芎、白芍、干姜、白芷也。表重用桂，阴寒肢冷加附子，腹痛呕逆加吴萸，有汗除去麻黄加桂枝，气虚加人参、白术，除去枳、桔。妇人经痛加艾叶，醋煎服之。

升麻葛根汤　升葛芍草表阳明，下利斑疹两收功，麻黄太阳无汗入，柴芩同病少阳经。

升麻、葛根、白芍、甘草，即升麻葛根汤也。阳明表邪不解，或数下利及斑疹不透者，均宜主之。若兼太阳无汗之表证，入麻黄；若兼少阳口苦耳聋，寒热往来，半表半里之证，加柴胡、黄芩也。

二圣救苦丹　初起时疫温热病，救苦汗出下俱全，热实百发而百中，大黄皂角水为丸。

此丹即大黄四两，皂角二两，为末，水为丸也，每服三钱，无根水下〔1〕。弱者、老者、幼者，量减服之。此药施治于初起时疫传染，伤寒温病热病，热盛形气俱实者，百发百中。服后或汗、或吐、或下，三法俱全，其病立解。

温胆汤　伤寒病后津液干，虚烦燥渴不成眠，乃是竹叶石膏证，胆经余热此方先，口苦呕涎烦惊悸，半苓桔草枳竹煎。气虚加参渴去半，再加麦粉热芩连。

伤寒病后，燥渴虚烦，乃竹叶石膏汤证，非温胆汤证，详在《伤寒要诀》。若少阳胆经余热，则口苦呕烦惊悸，是温胆证也，即半夏、茯苓、桔皮、甘草、枳实、竹茹也。形气俱虚，或因汗吐下后，及气虚者均加人参；渴去半夏，加麦冬、花粉以生津也；有热加黄芩、黄连以清热也。

伤寒附法补

钱院使主河间两解之法，利于实热之病。余又续景岳内讬之法〔2〕，利于虚寒之病。正法之外，得此两法，治伤寒无余蕴矣。

〔1〕无根水：井泉水。时珍曰："出甃（zhòu 皱）未放曰无根。"甃，用砖砌井。

〔2〕内讬之法：即内托法。原是外科治疮疡内治三大法之一。此指治疗伤寒病，应用扶持内在正气以托邪外出的方法。

发表无汗病为逆，须审阴阳施补益，阳虚再造散如神，小建中汤生津液，东垣变用益气汤，只缘饥饱与劳役。又有无汗属阴虚，理阴归柴二方择。若宜凉解归葛煎，阳明温暑及时疫。阴阳两虚汗最难，大温中饮当考核。仲景驱外是恒经，各家内托亦上策。

李东垣云：伤寒无内伤者，用仲景法。挟内伤者，十居八九，劳役饥饱过度谓之内伤。只用补中益气汤加减。又云：尺脉迟者，不可发汗，当与小建中汤和之，和之而邪解。设不解，服至尺脉有力，乃与麻黄汤汗之。喻嘉言云：宜小建中汤生其津液，津液充，便自汗而愈。陶节庵曰：伤寒服发表药而不作汗，名无阳证，宜再造散助阳以作汗。张景岳云：阳根于阴，汗化于液，从补血而散，此云腾致雨之妙，则犹仲景所未及。观其自制数方，平散如归柴饮，温散如大温中饮及理阴煎，凉散如归葛饮，皆取邪从营解之义也。仲景重在驱邪，此则重在补正，驱邪是逐之于外，补正是托之于内，法虽不同，而散寒之意则一也。

再造散 阳虚再造散称奇，附子辛参草桂芪，羌活芎防姜枣入，或加芍药水煎之。人参一钱，黄芪二钱，桂枝一钱，甘草五分，附子（炮）一钱，细辛七分，羌活八分，防风七分，川芎一钱，煨姜二片，大枣三枚，加芍药一撮，夏加黄芩、石膏用之。

小建中汤 阳气素虚乏津液，伤寒温补必须急，桂枝倍芍加胶饴，小小建中大有益。白芍三钱，桂枝、生姜各一钱五分，炙草一钱，水煎，入饴糖三钱，拌服。

补中益气汤 补中益气术归芪，炙草人参与桔皮，姜枣柴升煎水服，六经加味始相宜。炙芪二钱，人参、白术、当归、炙草各一钱，陈桔皮五分，柴胡、升麻各三分，姜枣水煎服。太阳加羌活、藁本、桂枝；阳明加葛根、倍升麻；少阳加黄芩、半夏、川芎，倍柴胡。太阴加枳实、厚朴；少阴加甘草、桔皮；厥阴加川芎；如其发斑，加干葛、元参，倍升麻。

理阴煎 熟地当归炙草姜，理阴煎剂最为良，方中加减须消息，肉桂加之用亦强。熟地四钱，当归一钱五分，炙草一钱，干姜一钱五分，水二钟，煎八分服。

归柴饮 归柴二味及甘草，伤寒平散用之好。大便多溏归易术，还有加减方中讨。当归一两，柴胡五钱，炙草八分，水煎服。

大温中汤　伤寒温散大温中，参术柴胡肉桂同，草地麻黄姜归用，水煎去沫服为功。熟地五钱，白术三钱，当归一钱，人参一钱，炙草八分，柴胡一钱，麻黄一钱，肉桂一分，干姜一钱，白术二钱，水二钟煎七分，去浮沫，温服或略盖微汗。

归葛饮　当归干葛两般宜，凉散方中此最奇，前后好将凉水浸，徐徐服下汗来时。当归五钱，干葛二钱，水三钟煎一钟，以冷水浸凉，徐徐服之。